Faire face au polyhandicap

Éthique et pratique médicale

fondée par Richard Moreau
Collection dirigée par Roger Teyssou

La collection « Éthique et pratique médicale » est une tribune qui permet à tous les acteurs du monde de la santé, professionnels, enseignants, administrateurs, économistes et patients d'exposer leurs opinions, de décrire leur expérience et de proposer des solutions aux problèmes posés par une profession en pleine mutation, et ce en toute indépendance et en conformité avec la déontologie et les bonnes pratiques médicales.

Dernières parutions

Dr Pierre MESTOUDJIAN, *La méthode facile pour arrêter de fumer du jour au lendemain, Le nouvel antidote du tabac*, 2023.

Thibaut COUSSENS-BARRE, *La patrimonialisation des collections d'échantillons biologiques*, 2022.

Christian PIROLLI, *Passeur... Par maux et par mots de patients, la parole d'un médecin*, 2022.

Faouzia PERRIN, *L'État et la santé. Quelle finalité à la politique de santé ?*, 2022.

Michel PINGET et Arnaud BUBECK (dir.), *Regards croisés sur le diabète. La maladie chronique : une rupture dans le temps de la vie,* 2022.

Pierre-Luc L'HERMITE, *La preuve médicale au XXI*e *siècle*, 2022.

Bernard MARROT, P*olitique d'organisation du système de santé en France*, 2022.

Patrice COUZIGOU, *Écologie interne et relation soignante, Médecine de la personne et de ses comportements*, 2022.

Julie LENOBLE-MARTIN, *Le droit d'accès aux soins des personnes sourdes en France*, 2021.

Alain GOLDCHER, *Bien vivre avec un « oignon ». Questions/ réponses illustrées sur l'hallux valgus, le trouble statique le plus fréquent*, 2021.

Jeannot BAANITSE, *Soins palliatifs en RD Congo et en Afrique. Appel à la promotion et l'intégration*, 2021.

François MATH, *La recherche médicale française. Hier on la trouvait, aujourd'hui on la cherche*, 2021.

MICHEL BOURIN

Faire face au polyhandicap

L'Harmattan

Du même auteur

BOURIN M. Pharmacologie générale et pratique. Ed. Marketing, 1979.
BLAIVE E., LAPALUS P., BOURIN M., BUGNAS B., RICHE C. Les théophyllines. Ed. Ellipses, Paris, 1981.
BOURIN M., LECALIER A. Les Benzodiazépines. Ed. Ellipses, Paris, 1981.
BOURIN M. Les Antidépresseurs. Ed. Ellipses, Paris, 1983, 220 p. BOURIN M., LEGLISE D., LAPALUS P. Les Normolipémiants. Ed. Ellipses, Paris, 1987.
BOURIN M. Les Benzodiazépines. De la pharmacocinétique à la dépendance. Ed. Ellipses, 1989.
BOURIN M. et coll. Les médicaments en neurologie et psychiatrie. Masson Ed., Paris, 1990.
BOURIN M. et coll. Les I.M.A.O. Ed. Ellipses, Paris, 1993. BOURIN M., LIEVRE M., ALLAIN H. Cours de Pharmacologie. Ed. Ellipses, Paris, 1993.
BOURIN M. Pharmacologie générale et pratique (2ème édition). Ed. Ellipses, Paris, 1994.
BOURIN M. Mélanges pharmacologiques en hommage à Claude Larousse. Hélio Nantes, 1999.
BOURIN M., JOLLIET P. Pharmacologie générale et pratique. Ed. Ellipses (3ème edition) Paris 1999.
BOURIN M. Clinical drug trials in psychiatry formation of the investigator. Hélio, Nantes, 2001.
BOURIN M. Mélanges Neuro-Psychopharmacologiques à la mémoire d'Hervé Allain, Hélio Nantes, 2008.
BOURIN M. Clinical drug trials in psychiatry. Formation of the investigator. Amazon Kindle 2016.
BOURIN M. Essayos clinicos en psichiatria Amazon Kindle 2016. BOURIN M. L'anxiété dans tous ses états. Amazon Kindle 2020
BOURIN M. Faire face à l'anxiété et aux troubles anxieux Ed. Ellipses, Paris, 2021.
BOURIN M. La psychoéducation des patients bipolaires et de leurs proches. Ed. Ellipses, Paris, 2021.
BOURIN M. Faire face au vieillissement cérébral Ed Ellipses, Paris, 2022.
BOURIN M. Faire face aux drogues : de la prévention aux soins. Ed Ellipses, Paris, 2023.

5-7, rue de l'Ecole-Polytechnique, 75005 Paris
http://www.editions-harmattan.fr
ISBN : 978-2-14-032093-4
EAN : 9782140320934

Je tiens à remercier Robert Maury pour ses conseils avisés comme ancien directeur de MAS ; Jean Mornet, pour sa relecture attentive du manuscrit ; ainsi que Monique Bourin pour la mise en forme éditoriale et son soutien affectif. Enfin, je suis très reconnaissant à Mireille Mousnier, pour ses corrections pertinentes et la mise en forme définitive de ce livre.

INTRODUCTION

Quand voilà dix ans, un ami d'enfance me demanda d'accepter un poste de psychiatre dans une maison d'accueil spécialisée (MAS), je n'avais aucune idée de ce qu'était le grand handicap. J'ai alors découvert, que c'étaient des gens que l'on ne voyait jamais dans la vie courante.

Je suis donc allé rencontrer le directeur de cet établissement spécialisé de Montredon-des-Corbières prés de Narbonne. Je suis tombé sur un homme affable, que je sentis surpris d'avoir à faire visiter un établissement, qui pour lui allait de soi, à un béotien comme moi.

Que venais-je faire dans cette galère, quel pouvait être le rôle d'un psychiatre dans une telle structure ? La collègue qui venait de prendre sa retraite était psychiatre en ville, et venait faire quelques vacations. J'étais à la retraite depuis 4 ans du CHU de Nantes, où mes consultations étaient clairement orientées vers le trouble bipolaire. C'était vraiment un grand écart ! Cependant, j'avais dirigé un laboratoire de recherches de psychopharmacologie comportementale, possédant ainsi quelques connaissances sur le comportement animal et humain, qui s'avèreraient utiles ultérieurement.

Pourquoi accepter un tel emploi ? Pour faire plaisir à un ami ; parce que ma femme a une propriété de famille proche de Narbonne, par nouveau défi après une carrière bien remplie, ou par compassion pour faire œuvre humanitaire ?

La première discussion, dès que j'eus accepté la proposition du poste, fut celle de mon contrat de travail. Dix heures par mois, comme travailleur indépendant ou comme salarié ? J'ai choisi sans hésiter le contrat à durée indéterminée, le fameux CDI, pour moins de 300 euros bruts. C'était mon premier CDI, à 68 ans, ayant été fonctionnaire depuis l'âge de 26 ans.

Je découvrais un nouveau monde, celui du handicap certes, mais aussi celui du médico-social qui n'est pas celui de l'hôpital : en effet les résidents d'une MAS ne sont pas considérés comme des malades. Je fus surpris par l'imprécision des diagnostics, en étudiant les dossiers médicaux des résidents. Je pris donc la décision de me faire ma propre opinion, c'est ainsi que je passais des longs moments avec chacun des résidents, à la surprise du personnel. Je compris rapidement que je n'avais pas toujours les « outils » et les informations nécessaires pour construire un diagnostic. Ce fut en quelque sorte une recherche archéologique, où je devrais extrapoler sur les vestiges d'une documentation.

Quelques mois plus tard, le directeur me demanda de participer à une réunion d'admission pour de futurs résidents potentiels. En effet, les places de résidents ne se libèrent qu'à leur décès. Ce qui est rare car la population est jeune et en relative bonne santé. Ce fut vraiment, le commencement de mon apprentissage. La famille ou des personnels d'autres structures venaient nous présenter le candidat à l'entrée dans notre maison d'accueil spécialisée. Il était intéressant d'appréhender le profil du potentiel futur résident. En amont, j'assurais la sélection médicale pour m'assurer que le polyhandicap était réel et qu'il correspondait à l'habilitation de la MAS. Par exemple, qu'il ne s'agissait pas d'un autiste, car cela ne correspond pas à notre habilitation, le personnel n'ayant pas la formation requise.

Nous verrons, tout au long de cet ouvrage que le spectre autistique plane au-dessus de beaucoup de résidents très handicapés, ainsi d'ailleurs que les crises épileptiques. Les cerveaux endommagés lors de la naissance ou à cause d'une maladie liée à une ou des anomalies génétiques, présentent des lésions entraînant souvent ces deux pathologies. Récemment, lors d'une réunion d'admission, j'ai « rassuré » des parents qui vivaient, 20 ans après, la culpabilité d'un accouchement difficile, qui pour eux avait entrainé le polyhandicap, alors que manifestement il s'agissait pour leur enfant d'un accident génétique. La « bonne » nature tend à éliminer ou à ne pas favoriser la naissance de « produits » malformés. Les progrès de la médecine, et en particulier de l'obstétrique, ont permis de sauver un nombre important d'enfants parfaitement normaux et aussi quelques polyhandicapés.

La génétique aussi a progressé, permettant de comprendre le polyhandicap, dans les pages qui suivent, le lecteur aura l'impression d'un catalogue à la Prévert, devant la description de ces altérations génétiques. On peut espérer que ces connaissances beaucoup plus précises de ces maladies engendrant un polyhandicap, favoriseront les diagnostics anténataux, comme c'est le cas pour la trisomie 21.

De plus en plus, il existe une réflexion approfondie sur la qualité de l'éducation et du soutien pour les personnes atteintes de polyhandicap en relation avec l'inclusion et la pleine citoyenneté. Cependant, les discussions sont compliquées en raison des différences ou du manque de clarté dans la description des variations et des types du polyhandicap. Une description d'un groupe « central » est proposée, mais il est également avancé qu'il ne peut y avoir de séparation absolue entre ce groupe cible spécifique et les autres groupes voisins. Les auteurs proposent une taxonomie multiaxiale basée sur un modèle qui distingue les déficiences visuelles et/ou auditives, les autres déficiences physiques et les problèmes de santé mentale, en plus des deux caractéristiques clés (intellect limité et fonctions physiques compromises). Il est proposé également que l'évaluation des personnes atteintes de polyhandicap soit structurée vers la détermination des objectifs diagnostiques (par exemple, confirmer ou infirmer le niveau de déficience intellectuelle de la personne) et la détermination d'un point de départ et d'une orientation pour le soutien de l'individu. Pour éviter les malentendus dans la comparaison des résultats des programmes éducatifs et des interventions, il est recommandé que les chercheurs décrivent en détail les individus (ou sous-groupes) atteints de polyhandicap dans les publications, en utilisant des définitions opérationnelles. En outre, il est proposé qu'un effort international soit entrepris pour développer et utiliser des procédures d'évaluation généralement acceptées.

Les enfants et les adultes atteints de polyhandicap sont parmi les personnes les plus marginalisées de la société. Elles ont des besoins de soutien très élevés et dépendent plus que toute autre population, des services sociaux. Ce texte présente et promeut les meilleures pratiques actuelles concernant les interventions visant à répondre aux besoins de santé complexes d'une personne ayant des troubles d'apprentissage profonds et multiples. D'orientation pratique, il fournit des conseils fondés sur des données probantes pour répondre aux besoins complexes d'une personne atteinte de polyhandicap. Enfin, l'ouvrage présente une gamme de besoins de santé complexes auxquels un praticien peut être confronté, tels que la communication, la nutrition, l'épilepsie, la vision et la mobilité. Chaque chapitre axé sur la pratique fournit des définitions claires de la maladie, avec les meilleures pratiques actuelles fondées sur des preuves soutenant l'intervention.

Dans ce livre, nous allons essayer de rendre accessible au plus grand nombre les arcanes du polyhandicap. Notamment les parents, les éducateurs, les travailleurs sociaux et bien entendu les médecins. Ces derniers, pour la plupart n'ont pas de formation spécifique pour les troubles mentaux, l'épilepsie et autres maladies génétiques.

Enfin, le vocable polyhandicap est presque exclusivement français, et de ce fait des ouvrages étrangers ne sont pas traduits dans notre langue privant d'échanges les différents acteurs dont les parents, avec des apports multiples.

CHAPITRE 1
QU'EST-CE QUE LE POLYHANDICAP ?

Définition du polyhandicap

Trouver une définition de la déficience intellectuelle profonde n'est en aucun cas facile. Dans certaines publications, les personnes atteintes sont des personnes qui ont un quotient intellectuel (QI) de 20 et moins. Cependant, il est très difficile d'établir que quelqu'un a ce niveau de fonctionnement intellectuel. Donc, cette définition n'est pas très fonctionnelle en pratique car il existe peu de tests qui peuvent discriminer ce niveau de capacité, en particulier lorsqu'on ajoute également des déficiences physiques et sensorielles. Certains chercheurs ont choisi une équivalence d'âge cognitive, pour déterminer si quelqu'un a une déficience intellectuelle profonde. Ces équivalences cognitives d'âge ont varié selon les chercheurs et les pays, certaines personnes signalant que cela était inférieur à 12 mois, 24 mois ou l'ICD-10 (classification mondiale des maladies) indiquant une équivalence de 3 ans.

Les enfants et les adultes ayant des troubles profonds et multiples d'apprentissage, ont plus d'un handicap, dont le plus important est un trouble d'apprentissage profond. Toutes les personnes qui ont des troubles d'apprentissage profonds et multiples auront de grandes difficultés à communiquer. De nombreuses personnes auront des handicaps sensoriels ou physiques supplémentaires, des besoins de santé complexes ou des problèmes de santé mentale. **La combinaison de ces besoins et / ou le manque de soutien approprié peuvent également affecter le comportement.**

Définition légale

Les personnes qui sont polyhandicapées sont atteintes d'un polyhandicap grave à expressions multiples, et chez elles, un handicap mental sévère et une déficience motrice sont associés à la même cause, entraînant une restriction extrême de l'autonomie et des possibilités de perception, d'expression et de relations. La partie « poly » de la définition signifie que la personne, en plus de ses déficiences cognitives, peut avoir des problèmes de santé physiques, sensoriels et autres. Les chercheurs ont signalé que plus une personne a une déficience intellectuelle grave, plus elle est susceptible d'avoir des problèmes d'audition, de vision, de santé physique et de santé tels que l'épilepsie ou des problèmes gastro-intestinaux.

Le vocable, « polyhandicap » est francophone. Il ne s'est pas imposé sur la scène scientifique et médicale internationale. Mais, pour les mêmes raisons et objectifs qu'en France, bien que quinze à vingt ans plus tard, dans les pays anglo-saxons, aux Etats–Unis, au Canada, lors du congrès mondial de Seattle en 2002 de l'Association pour l'Etude Scientifique des Déficiences Intellectuelles (IASSID), des auteurs ont isolé ces mêmes enfants et adultes très handicapés de la « Cerebral Palsy » (« paralysie cérébrale ») pour leur donner une identification quasi identique à celle du polyhandicap : « Personnes ayant une déficience mentale profonde associée à de multiples déficiences en particulier motrices » ou PIMD (Profound intellectual and multiple disabilities). Ce terme apparait désormais dans certains articles scientifiques même en France. Il est donc intéressant de le connaître.

Le polyhandicap est à distinguer du pluri-handicap, qui est l'association circonstancielle de deux ou plusieurs handicaps avec conservation des facultés intellectuelles (prévalence 0,5 pour mille). Il faut le distinguer également du sur-handicap, surcharge de troubles du comportement ou autre atteinte sensorielle ou viscérale sur un handicap grave préexistant (prévalence : 3 pour mille).

Le polyhandicap n'est pas comparable aux handicaps associés. Chez la personne handicapée, les handicaps ne s'additionnent pas, ils se multiplient. En effet, du fait des atteintes cérébrales, les handicaps physiques (moteurs et sensoriels) trouvent difficilement une compensation.

Causes des polyhandicaps

- 30 % de causes encore inconnues,
- 15 % de causes périnatales (dont un nombre très réduit de souffrances obstétricales par rapport aux souffrances fœtales ou grandes prématurités),
- 5 % de causes postnatales (traumatismes, arrêts cardiaques),
- 50 % de causes prénatales (malformations, accidents vasculaires cérébraux prénataux, embryopathies dont le CMV (cytomégalovirus) et le VIH (virus du SIDA).

Il est cependant difficile de parler de causes inconnues tant les progrès de la génétique permet d'identifier avec précision des polyhandicaps.

Réalité du polyhandicapé

Chez la personne polyhandicapée, plusieurs handicaps profonds se combinent. Ces handicaps affectent à la fois :

- La motricité avec le risque ou la présence de paralysies.
- L'intellect, avec trouble de la conscience du corps, le risque de repli sur soi, et l'absence de langage articulé.
- La sensibilité, avec l'atténuation ou la perte d'un ou plusieurs sens : le toucher, la vue, l'ouïe, la perception du corps, etc.

Il s'agit là, de la forme de handicap la plus complète, puisque les personnes polyhandicapées :

- ont besoin de l'assistance constante d'une tierce personne, pour les habiller, les laver, les faire manger (parfois avec une sonde), etc.

- ne marchent pas dans la plupart des cas. Assez fréquemment, elles ne peuvent pas manœuvrer avec leur fauteuil roulant,

- ne parlent pas ou très peu et ont donc une communication très limitée. Certaines ne peuvent s'exprimer que par gestes et/ou sons,

- peuvent porter des protections pour adultes souffrant d'incontinence et/ou d'encoprésie,

- ont souvent des malformations associées (cardiaques, digestives, etc.),

- peuvent avoir des déformations des membres et du rachis, dues à des paralysies et peuvent porter des attelles, sont souvent installés dans des coquilles (jour et nuit), etc.

- ont souvent un appareillage volumineux (fauteuil, coquille, cadres de verticalisation, respirateur, etc.)

- ont souvent une épilepsie associée,

- contractent dix fois plus fréquemment les maladies infantiles que les autres personnes.

A cette longue liste se rajoutent de nombreuses autres complications.

Retentissement sur la vie quotidienne de la famille

Les conséquences sur la vie quotidienne sont multiples :

- Besoin d'une personne en permanence,

- Nécessité de se lever fréquemment la nuit pour faire face à une crise d'épilepsie,

- Difficulté pour exercer une activité professionnelle pour l'un des deux parents (et retentissement sur l'activité professionnelle de l'autre),

- Difficulté à se faire remplacer auprès de la personne polyhandicapée (à cause de la spécificité).

Les loisirs, les sorties, les vacances sont coûteuses car leur cadre nécessite la présence, dans la plupart des cas, d'équipements et de personnel spécialisés.

Malgré tout cela, la plupart des personnes polyhandicapées demeurent extrêmement attentives au comportement et aux paroles de leur entourage. Ainsi, un investissement affectif et un suivi médico-social attentif contribuent à améliorer leur vie. Une attention particulière sera portée aux comportements non verbaux (regard, vocalisations, mouvements, orientation du corps et réaction) qui sont interprétés par l'entourage. Ces interprétations donnent lieu à une communication, dans la mesure où l'entourage y répond en conséquence.

CHAPITRE 2
LA DÉFICIENCE INTELLECTUELLE

La déficience intellectuelle (DI), autrefois appelée retard mental, se caractérise par une intelligence ou une capacité mentale inférieure à la moyenne et un manque de compétences nécessaires à la vie quotidienne. Les personnes ayant une déficience intellectuelle peuvent acquérir de nouvelles compétences et le font, mais elles les apprennent plus lentement. Il existe différents degrés de déficience intellectuelle, de légère à profonde. **Le terme « retard mental » n'est plus utilisé, car il est offensant et a une connotation négative.**

Qu'est-ce que la déficience intellectuelle ?

Une personne ayant une déficience intellectuelle a des limites dans deux domaines. Ces domaines sont :

Fonctionnement intellectuel. Aussi connu sous le nom de QI, qui fait référence à la capacité d'une personne à apprendre, à raisonner, à prendre des décisions et à résoudre des problèmes.

Comportements adaptatifs. Ce sont des compétences nécessaires à la vie de tous les jours, comme être capable de communiquer efficacement, d'interagir avec les autres et de prendre soin de soi.

Le QI (quotient intellectuel) est mesuré par un test. Le QI moyen est de 100, la majorité des gens ayant un score compris entre 85 et 115. Une personne est considérée comme ayant une déficience intellectuelle si elle a un QI de moins de 70 à 75.

Pour mesurer les comportements adaptatifs d'un enfant, un spécialiste observera les compétences de l'enfant et les comparera à d'autres enfants du même âge. Les choses qui peuvent être observées comprennent dans quelle mesure l'enfant peut se nourrir ou s'habiller ; dans quelle mesure l'enfant est capable de communiquer et de comprendre les autres ; et comment l'enfant interagit avec sa famille, ses amis et d'autres enfants du même âge.

On pense que la déficience intellectuelle affecte environ 1 % de la population. Parmi les personnes touchées, 85 % ont une déficience intellectuelle légère. Cela signifie qu'ils sont un peu plus lents que la moyenne pour acquérir de nouvelles informations ou compétences. Avec un bon soutien, la plupart pourront vivre de manière autonome à l'âge adulte.

Quels sont les signes de déficience intellectuelle chez les enfants ?

Il existe de nombreux signes différents de déficience intellectuelle chez les enfants. Les signes peuvent apparaître pendant la petite enfance, ou ils peuvent ne pas être perceptibles jusqu'à ce que l'enfant atteigne l'âge scolaire. Cela dépend souvent de la gravité du handicap. Certains des signes les plus courants de déficience intellectuelle sont :

- Difficulté à se retourner, à s'asseoir, à ramper ou le fait de marcher tard,
- Parler tard ou avoir du mal à parler,
- Lenteur à maîtriser des choses comme l'apprentissage de la propreté, s'habiller et se nourrir,
- Difficulté à se souvenir des choses,
- Incapacité à relier les actions à leurs conséquences,
- Problèmes de comportement tels que crises de colère explosives,
- Difficulté à résoudre des problèmes ou à penser logiquement.

Chez les enfants ayant une déficience intellectuelle sévère ou profonde, il peut également y avoir d'autres problèmes de santé. Ces problèmes peuvent inclure des

convulsions, des troubles de l'humeur (anxiété, autisme, etc.), des troubles de la motricité, des problèmes de vision ou des problèmes d'audition.

Qu'est-ce qui cause la déficience intellectuelle ?

Chaque fois que quelque chose interfère avec le développement normal du cerveau, une déficience intellectuelle peut en résulter. Cependant, une cause spécifique de déficience intellectuelle ne peut être identifiée qu'environ un tiers du temps.

Les causes les plus courantes de déficience intellectuelle sont :

- *Des causes génétiques*. Celles-ci incluent des maladies comme le mongolisme (trisomie 21) et le syndrome du X fragile, et bien d'autres moins connues.
- *Des problèmes pendant la grossesse*. Les éléments qui peuvent interférer avec le développement du cerveau du fœtus comprennent la consommation d'alcool ou de drogues, la malnutrition, certaines infections ou la prééclampsie.
- *Des problèmes lors de l'accouchement*. Une déficience intellectuelle peut survenir si un bébé est privé d'oxygène pendant l'accouchement ou s'il est extrêmement prématuré.
- *Une maladie ou un traumatisme.* Des infections comme la méningite, la coqueluche ou la rougeole peuvent entraîner une déficience intellectuelle. Des traumatismes crâniens graves, une quasi-noyade, une malnutrition extrême, des infections du cerveau, une exposition à des substances toxiques telles que le plomb, peuvent également en être la cause.
- *Aucune de ces réponses*. Chez les deux tiers de tous les enfants ayant une déficience intellectuelle, la cause est inconnue.

La déficience intellectuelle peut-elle être prévenue ?

Certaines causes de déficience intellectuelle peuvent être évitées. **La plus courante est le syndrome d'alcoolisation fœtale.** Les femmes enceintes ne doivent pas boire d'alcool ou de manière modérée. Obtenir des soins prénatals appropriés, prendre une vitamine prénatale et se faire vacciner contre certaines maladies infectieuses peuvent également réduire le risque que l'enfant naisse avec une déficience intellectuelle.

Dans les familles ayant des antécédents de troubles génétiques, des tests génétiques peuvent être recommandés avant la conception.

Certains tests, tels que l'échographie et l'amniocentèse, peuvent également être effectués pendant la grossesse pour rechercher des problèmes associés à une déficience intellectuelle. Bien que ces tests puissent identifier des problèmes avant la naissance, ils ne peuvent pas les corriger.

Comment diagnostique-t-on la déficience intellectuelle ?

Une déficience intellectuelle peut être suspectée pour de nombreuses raisons différentes. Si un bébé présente des anomalies physiques suggérant un trouble génétique ou métabolique, divers tests peuvent être effectués pour confirmer le diagnostic. Ceux-ci incluent des tests sanguins, des tests urinaires, des tests d'imagerie cérébrale pour rechercher des problèmes structurels dans le cerveau ou un électroencéphalogramme (EEG) pour rechercher des preuves de crises épileptiques.

Chez les enfants présentant des retards de développement, le médecin effectuera des tests, pour exclure d'autres problèmes, notamment des problèmes d'audition et certains troubles neurologiques. Si aucune autre cause ne peut être trouvée pour les retards, l'enfant sera examiné à l'aide d'un test formel.

Trois éléments interviennent dans le diagnostic de la déficience intellectuelle :

- les entretiens avec les parents,
- l'observation de l'enfant,
- le test de l'intelligence et des comportements adaptatifs.

Un enfant est considéré comme ayant une déficience intellectuelle s'il a des déficits de QI et de comportements adaptatifs. Si seulement l'un ou l'autre est présent, l'enfant n'est pas considéré comme ayant une déficience intellectuelle.

Une fois le diagnostic de déficience intellectuelle posé, une équipe de professionnels évaluera les forces et faiblesses particulières de l'enfant. Cela les aide à déterminer le montant et le type de soutien dont l'enfant aura besoin pour réussir à la maison, à l'école et dans la communauté.

Quels services sont disponibles pour les personnes ayant une déficience intellectuelle ?

Pour les bébés et les tout-petits, des programmes d'intervention précoce sont disponibles. Une équipe de professionnels travaille avec les parents pour rédiger un plan de service familial individualisé. Ce document décrit les besoins spécifiques de l'enfant et les services qui l'aideront à s'épanouir. L'intervention précoce peut inclure l'orthophonie, l'ergothérapie, la physiothérapie, le conseil familial, la formation avec des appareils fonctionnels spéciaux ou des services de nutrition.

Les enfants d'âge scolaire ayant une déficience intellectuelle (y compris les enfants d'âge préscolaire) peuvent bénéficier gratuitement de l'éducation spéciale dans le cadre du système scolaire public. Les parents et les éducateurs travaillent ensemble pour créer un programme d'éducation individualisé, qui décrit les besoins de l'enfant et les services qu'il recevra à l'école. Le but de l'éducation spéciale est de faire des adaptations, des aménagements et des modifications qui permettent à un enfant ayant une déficience intellectuelle de réussir en classe.

Que faire pour aider un enfant handicapé intellectuel?

Les étapes pour aider un enfant handicapé intellectuel comprennent :

- Apprendre tout ce que l'on peut sur la déficience intellectuelle. Plus on en sait, plus on peut aider son enfant,
- Encourager l'indépendance de l'enfant. Laisser son enfant essayer de nouvelles choses et l'encourager à faire les choses par lui-même. Donner des conseils lorsque cela est nécessaire et prodiguer des commentaires positifs lorsque l'enfant fait quelque chose de bien ou maîtrise quelque chose de nouveau,
- Impliquer l'enfant dans des activités de groupe,
- Rester impliqué. En restant en contact avec les enseignants de l'enfant, on peut suivre ses progrès et renforcer ce que l'enfant apprend à l'école grâce à la pratique à la maison,
- Apprendre à connaître d'autres parents d'enfants ayant une déficience intellectuelle. Ils peuvent être une excellente source de conseils et de soutien émotionnel.

Par ailleurs, il me semble que la déficience intellectuelle peut être induite et/ou entretenue par un milieu de vie (familial et environnemental) pauvre ou inadapté.

CHAPITRE 3
LE HANDICAP PHYSIQUE

Qu'est-ce qu'un handicap physique ?

Les handicaps physiques peuvent affecter, temporairement ou définitivement, la capacité physique et / ou la mobilité d'une personne. Il peut y avoir différentes causes de handicap physique, mais elles peuvent inclure des troubles héréditaires ou génétiques, des maladies graves et des blessures.

Types de handicaps physiques

Lésion cérébrale acquise

Les lésions cérébrales acquises sont dues à des lésions cérébrales après la naissance. Elles peuvent être causées par un de nombreux facteurs, notamment un traumatisme crânien, un accident vasculaire cérébral, l'alcool ou des drogues, une infection, une maladie telle que le SIDA ou le cancer, ou un manque d'oxygène.

Il est courant que de nombreuses personnes atteintes d'un traumatisme crânien aient du mal à traiter l'information, à planifier et à résoudre des problèmes. Ils peuvent également subir des changements dans leur comportement et leur personnalité, leurs capacités physiques et sensorielles, ou leur réflexion et leur apprentissage.

Les effets des lésions cérébrales et les incapacités qu'elles provoquent peuvent être temporaires ou permanentes.

Lésion médullaire

La moelle épinière peut être altérée, si une pression excessive est appliquée et/ou si l'alimentation en sang et en oxygène de la moelle épinière est coupée. Lorsque la moelle épinière a été endommagée, cela entraîne une perte de fonction telle que la mobilité ou la sensation.

Pour certaines personnes, une lésion de la moelle épinière entraîne une paraplégie (perte de fonction en dessous du thorax), pour d'autres elle conduit à une quadriplégie (perte de fonction sous le cou).

Les accidents représentent 80 % des blessures de la moelle épinière, principalement causées par des accidents de la route et des chutes. Les autres causes comprennent le cancer, l'arthrite, les infections, les caillots sanguins et les maladies dégénératives de la colonne vertébrale.

En plus d'affecter la capacité de se déplacer pendant la paralysie, elle peut affecter de nombreuses zones du corps, telles que les systèmes cardiovasculaire et respiratoire, la fonction vésicale et intestinale, la température et les capacités sensorielles.

Spina bifida

La spina bifida est la formation incomplète de la colonne vertébrale et de la moelle épinière *in utero.* Cela peut exposer la moelle épinière et les nerfs à la surface du dos, au lieu d'être à l'intérieur d'un canal osseux entouré de muscles.

Les personnes atteintes de *spina bifida* présentent une gamme d'incapacités physiques légères à sévères, notamment une paralysie ou une faiblesse des jambes, une incontinence intestinale et vésicale, une hydrocéphalie (trop de liquide dans les cavités cérébrales), des déformations de la colonne vertébrale et des difficultés d'apprentissage.

La cause du *spina bifida* n'est pas bien comprise, mais elle est probablement causée par des facteurs génétiques et environnementaux. Un apport adéquat en folate par la mère en début de grossesse s'est avéré être un facteur important pour empêcher un enfant de développer une *spina bifida.*

Paralysie cérébrale

La paralysie cérébrale est généralement due à une lésion du cerveau se développant avant ou pendant la naissance, causée par une diminution de l'apport sanguin et un manque d'oxygène au cerveau. Les maladies pendant la grossesse telles que la rubéole, les lésions cérébrales accidentelles, la méningite chez les jeunes enfants et la naissance prématurée peuvent en être toutes les causes.

Plus de 90 % des paralysies cérébrales sont dues à une lésion cérébrale, alors que la mère était enceinte, ou avant l'âge d'un mois chez le nourrisson, cependant, 10% des personnes développent le handicap plus tard dans la vie, généralement à la suite d'infections telles qu'une méningite ou une encéphalite, un accident vasculaire cérébral ou une blessure grave à la tête.

Les personnes atteintes de paralysie cérébrale peuvent éprouver de la faiblesse, des difficultés à marcher, un manque de contrôle musculaire, des problèmes de coordination, des mouvements involontaires et d'autres symptômes.

Fibrose kystique (FK) (mucoviscidose)

La fibrose kystique (FK) est une maladie génétique héréditaire qui affecte les systèmes respiratoire, digestif et reproducteur du corps. Elle affecte spécifiquement le mucus et les glandes sudoripares dans le corps, ce qui fait que le mucus est épais et collant. Dans le cas des poumons, cela peut obstruer les voies respiratoires et piéger les bactéries causant des lésions pulmonaires et des infections récurrentes.

Plus d'une personne sur 25 est porteuse du gène de la fibrose kystique, mais être porteur ne signifie pas que l'on soit également atteint de la mucoviscidose. Une gamme d'autres symptômes est causée par les effets de la mucoviscidose sur d'autres parties du corps, y compris les infections des sinus, les lésions hépatiques, le diabète, une mauvaise croissance, la diarrhée et l'infertilité.

Les personnes atteintes de mucoviscidose peuvent également avoir de faibles niveaux de sel dans le corps, ce qui entraîne des problèmes tels que la fatigue, les crampes et la déshydratation.

Épilepsie

L'épilepsie est une affection neurologique dans laquelle une personne a tendance à avoir des crises récurrentes, en raison d'une soudaine explosion d'activité électrique dans le cerveau. Les crises peuvent provoquer des mouvements inhabituels, des sentiments ou des sensations étranges, un changement de comportement d'une personne ou lui faire perdre connaissance.

Les causes de l'épilepsie ne sont pas toujours connues, cependant, les lésions cérébrales, les accidents vasculaires cérébraux, le cancer, les infections cérébrales, les anomalies structurelles du cerveau et d'autres facteurs génétiques peuvent tous provoquer l'épilepsie.

Il existe de nombreux types d'épilepsie et la nature et la gravité des crises d'épilepsie peuvent varier considérablement. Certaines personnes peuvent contrôler leurs crises avec des médicaments et la condition n'est pas permanente pour chaque personne.

Sclérose en plaques (SEP)

La SEP survient lorsque la gaine de myéline (tissu protecteur autour des fibres nerveuses du corps), est endommagée, provoquant des plaques ou des cicatrices aléatoires. Les cicatrices peuvent interférer avec les messages envoyés par le système nerveux central, affectant le cerveau, les nerfs optiques et la moelle épinière.

Les symptômes de la SEP sont très variés, mais peuvent inclure la fatigue, la perte de contrôle moteur, des picotements, des engourdissements, des troubles visuels, des pertes de mémoire, de la dépression et des difficultés cognitives.

La progression et la gravité de la SEP peuvent être difficiles à prédire, elle peut progresser très lentement pour une personne, mais se développer rapidement chez une autre.

Dystrophie musculaire

Les dystrophies musculaires sont un groupe de troubles génétiques qui entraînent une faiblesse progressive et irréversible et une perte de masse musculaire. Il existe plus de 30 types différents de dystrophie musculaire, et chacun a une cause distincte. Les signes et symptômes peuvent être très variés, mais peuvent inclure des difficultés à marcher, des difficultés à respirer ou à avaler, une restriction des mouvements articulaires et des problèmes cardiaques et autres organes. Les symptômes du type le plus courant de la maladie apparaissent dans l'enfance, cependant, d'autres ne deviennent apparents qu'à l'âge mûr ou plus.

Syndrome de Gilles de la Tourette

Le syndrome de Gilles de la Tourette est un trouble neurologique qui implique des vocalisations involontaires et répétitives, des sons et des mouvements appelés tics. Ces tics sont neurologiques et non comportementaux - ce qui signifie qu'une personne atteinte du syndrome de Tourette ne peut pas les contrôler. Les tics vocaux peuvent inclure des reniflements, des raclements de gorge, des clics de langue, des grognements ou plus rarement des mots ou des phrases socialement inacceptables. Les tics moteurs peuvent inclure le clignement des yeux, les haussements d'épaules, les contractions du nez, les secousses de la tête, les expressions faciales, le contact avec des objets ou des personnes, la rotation, l'imitation des actions de quelqu'un d'autre ou le saut de haut en bas.

Le syndrome de Gilles de la Tourette est généralement diagnostiqué entre 2 et 21 ans. On ne sait pas exactement ce qui cause le syndrome de Gilles de la Tourette, mais il s'agit probablement d'une combinaison de facteurs génétiques, environnementaux et neurochimiques (déséquilibre des neurotransmetteurs cérébraux).

Nanisme

Le nanisme est une petite taille (croissance anormale du squelette) qui peut être causée par plus de 300 conditions génétiques ou médicales. Il est généralement défini comme une taille adulte de 1, 47 m ou moins, la taille moyenne d'une personne atteinte de nanisme étant de 1,22 m.

En général, il existe deux catégories de nanisme :

- Nanisme disproportionné : où certaines parties du corps sont plus petites, tandis que d'autres sont moyennes ou supérieures à la moyenne.

- Nanisme proportionné où le corps est moyennement proportionné et toutes les parties du corps sont petites au même degré

Les enfants atteints de nanisme peuvent éprouver un retard dans le développement de la motricité, cependant, le nanisme n'a aucun lien avec une déficience intellectuelle.

CHAPITRE 4
LES MALADIES GÉNÉTIQUES

Une maladie génétique est une maladie causée par un changement ou une mutation dans la séquence de l'ADN d'un individu. Ce chapitre me paraît indispensable pour une meilleure compréhension des causes génétiques du polyhandicap.

.

Qu'est-ce qu'un gène ?

Pour comprendre le fonctionnement des gènes, passons en revue quelques bases de la biologie. La plupart des organismes vivants sont constitués de cellules qui contiennent une substance appelée désoxyribonucléique (ADN).

L'ADN contient quatre substances chimiques (adénine, thymine, cytosine et guanine - A, T, C et G en abrégé) qui sont enfilées selon des motifs sur des brins enroulés extrêmement minces dans la cellule. Les cellules sont minuscules, invisibles à l'œil nu, et chaque cellule du corps contient environ 2 mètres de fil d'ADN, pour un total d'environ 3 milliards de kilomètres d'ADN.

Les gènes sont constitués d'ADN et de différents modèles de code A, T, G et C donnant les instructions permettant de fabriquer les éléments dont le corps a besoin pour fonctionner (comme les enzymes pour digérer les aliments ou le pigment qui donne à vos yeux leur couleur). Au fur et à mesure que vos cellules se dupliquent, elles transmettent cette information génétique aux nouvelles cellules.

L'ADN est enroulé pour former des structures appelées chromosomes. La plupart des cellules du corps humain ont 23 paires de chromosomes, soit un total de 46. Cependant, les spermatozoïdes et les ovules ne contiennent que 23 chromosomes non appariés. La moitié des chromosomes provient de l'ovule de la mère et l'autre moitié du spermatozoïde du père. Un enfant de sexe masculin reçoit un chromosome X de sa mère et un chromosome Y de son père ; les filles reçoivent un chromosome X de chaque parent.

Les gènes sont des sections ou des segments d'ADN qui sont portés sur les chromosomes et déterminent des caractéristiques humaines spécifiques, telles que la taille ou la couleur des cheveux. Nous possédons une paire de chaque chromosome, ainsi nous avons deux copies de chaque gène (à l'exception de certains des gènes sur les chromosomes X et Y chez les garçons, car les garçons n'en ont qu'un de chaque).

Certaines caractéristiques proviennent d'un seul gène, tandis que d'autres proviennent de combinaisons de gènes. En effet, chaque personne possède environ 25 000 gènes différents, il existe un nombre presque infini de combinaisons possibles !

Gènes et hérédité

L'hérédité est la transmission de gènes d'une génération à l'autre. Nous héritons des gènes de nos parents. L'hérédité contribue à faire de nous la personne que nous sommes aujourd'hui : petite ou grande, aux cheveux noirs ou blonds, aux yeux marron ou bleu.

Les gènes peuvent-ils déterminer si on sera un étudiant brillant ou un grand athlète ? L'hérédité joue un rôle important, mais l'environnement (y compris les aliments que vous mangez et les personnes avec lesquelles vous interagissez) influence également vos capacités et vos intérêts. **On parle ainsi d'épigénétique.**

Une personne peut avoir des changements (ou des mutations) dans un gène qui peuvent lui causer de nombreux problèmes. Parfois, les changements causent de petites différences, comme la couleur des cheveux. D'autres changements dans les gènes peuvent causer des problèmes de santé.

Les mutations dans un gène finissent généralement par empêcher cette copie de gène particulière de faire son travail comme elle le devrait normalement. Puisque nous avons deux copies de chaque gène, il y a généralement toujours une copie de travail "normale" du gène. Dans ces cas, il ne se passe généralement rien d'anormal puisque l'organisme peut toujours faire le travail dont il a besoin. **Ceci est un exemple de trait autosomique récessif.**

Pour qu'une personne ait une maladie ou une caractéristique récessive, la personne doit avoir une mutation génétique dans les deux copies de la paire de gènes, ce qui fait que l'organisme n'a pas de copies fonctionnelles de ce gène particulier.

Les gènes peuvent être dominants ou récessifs. Les gènes dominants montrent leur effet même s'il n'y a qu'une seule mutation dans une copie de cette paire de gènes ; la seule mutation "domine" la copie de sauvegarde normale du gène, et la caractéristique se manifeste.

Une personne peut naître avec des mutations génétiques, ou ces dernières peuvent se produire au cours de la vie. Des mutations peuvent survenir lorsque les cellules vieillissent ou ont été exposées à certains produits chimiques ou rayonnements. Heureusement, les cellules reconnaissent généralement ces types de mutations et les réparent elles-mêmes. D'autres fois, cependant, ces mutations peuvent provoquer des maladies, comme certains types de cancer.

Si la mutation génétique existe dans les ovules ou les spermatozoïdes, les enfants peuvent hériter de la mutation génétique de leurs parents. **Lorsque la mutation se trouve dans chaque cellule du corps (ce qui signifie qu'un**

enfant est né avec), l'organisme n'est pas capable de "réparer" le changement génétique.

Que sont les maladies génétiques ?

Les chercheurs ont identifié plus de 4 000 maladies causées par des mutations. Mais avoir une mutation génétique qui peut causer une maladie ou un état, ne signifie pas toujours qu'une personne développera réellement cette maladie ou cet état.

En moyenne, les gens portent probablement de 5 à 10 gènes avec des mutations dans chacune de leurs cellules. Des problèmes surviennent lorsque le gène particulier est dominant ou lorsqu'une mutation est présente dans les deux copies d'une paire de gènes récessifs. Des problèmes peuvent également survenir lorsque plusieurs gènes variants interagissent les uns avec les autres, ou avec l'environnement, pour augmenter la sensibilité aux maladies.

Si une personne présente un changement dans un gène dominant associé à une maladie particulière, elle aura généralement les caractéristiques de cette maladie. Et, chacun des enfants de la personne aura 1 risque sur 2 (50%) d'hériter du gène et de développer les mêmes caractéristiques. **Les maladies et affections causées par un gène dominant comprennent l'achondroplasie (nanisme, caractérisé par un arrêt de la croissance des os en longueur, le syndrome de Marfan (un trouble du tissu conjonctif) et la maladie de Huntington (une maladie dégénérative du système nerveux).**

Les personnes qui ont un changement dans une seule copie d'un gène récessif sont appelées « porteuses ». Elles n'ont généralement pas la maladie parce qu'elles ont une copie génétique normale de cette paire qui peut faire le travail. Cependant, lorsque deux porteurs ont un enfant ensemble, l'enfant a 1 risque sur 4 (25 %) d'avoir un gène avec une mutation des deux parents, ce qui entraîne que l'enfant soit atteint de la maladie. La mucoviscidose (une maladie pulmonaire), l'anémie falciforme (un trouble sanguin) et la maladie de Tay-Sachs (qui provoque des problèmes du système nerveux) sont causées par des mutations récessives des deux parents qui se réunissent chez un enfant.

Avec des mutations génétiques récessives sur le chromosome X, seuls les hommes peuvent généralement développer la maladie car ils n'ont qu'un seul chromosome X. Les filles ont deux chromosomes X, puisqu'elles ont une copie de sauvegarde d'un autre chromosome X, elles ne présentent pas toujours les caractéristiques des affections liées à l'X. Il s'agit notamment de l'hémophilie, un trouble de la coagulation et du daltonisme.

Parfois, lorsqu'un ovule et un spermatozoïde s'unissent, la nouvelle cellule reçoit trop ou trop peu de chromosomes, ce qui peut causer des problèmes à l'enfant. Par exemple, la plupart des enfants nés avec le mongolisme ont un chromosome supplémentaire 21.

Dans certains cas, les personnes qui craignent d'être porteuses de certains gènes « variants » peuvent subir des tests génétiques afin de connaître les risques que leurs enfants héritent d'une maladie. **Les femmes enceintes peuvent également subir des tests pour voir si le fœtus qu'elles portent pourrait avoir certaines maladies génétiques. Les tests génétiques impliquent généralement de prélever un échantillon de sang, de peau ou de liquide amniotique d'une personne et de vérifier s'il y a des changements génétiques.**

Changer les gènes

Parfois, les scientifiques modifient volontairement les gènes. Pendant de nombreuses années, les chercheurs ont modifié les gènes des plantes pour produire d'autres plantes présentant des caractéristiques particulières, telles qu'une résistance accrue aux maladies et aux prédateurs ou la capacité de pousser dans des environnements difficiles. Nous appelons cela le génie génétique.

La thérapie génique est un nouveau domaine prometteur de la recherche médicale. En thérapie génique, les chercheurs tentent de fournir des copies de gènes sains aux cellules avec des gènes variants ou manquants afin que les « bons » gènes prennent le relais. Les virus sont souvent utilisés pour transporter les gènes sains dans les cellules ciblées, car de nombreux virus peuvent insérer leur propre ADN dans les cellules ciblées.

Mais il y a des problèmes avec la thérapie génique. Les scientifiques ne savent toujours pas exactement ce que fait chaque gène de l'organisme humain. **D'énormes efforts scientifiques comme le projet du génome humain et des projets connexes ont permis de dresser une carte de l'ensemble du génome humain (tout le matériel génétique sur les chromosomes d'un être vivant), mais il faudra encore de nombreuses années pour découvrir ce que chaque gène fait et comment il interagit avec les autres.** Pour la plupart des maladies, les scientifiques ne savent pas si et comment les gènes jouent un rôle. De plus, il existe des difficultés majeures à insérer les gènes normaux dans les cellules appropriées sans causer de problèmes au reste de l'organisme. On craint également que les gens essaient de changer les gènes pour des raisons éthiquement troublantes, comme pour rendre les enfants plus intelligents ou plus sportifs. Personne ne sait quels seraient les effets à long terme de ce genre de changement. Pourtant, pour de nombreuses personnes atteintes de maladies génétiques, la thérapie génique laisse espérer qu'elles, ou leurs enfants, pourront vivre une vie meilleure.

Chaque année, il y a en France, environ 20 000 nouveau-nés vivants porteurs d'anomalies génétiques ou chromosomiques, auxquels il faut ajouter 400 mort-nés et 7000 interruptions médicales de grossesse. La prévalence totale des nouveau-nés ou fœtus porteurs d'anomalies congénitales en France est ainsi estimée à 3,3 cas pour 1 000 naissances, soit environ 27 000 cas par an.

Les données disponibles en France, relativement anciennes, permettent d'évaluer la prévalence du polyhandicap entre 0,7 et 1,28 %, soit 880 nouveaux cas d'enfants polyhandicapés par an. En supposant que ces polyhandicapés aient une espérance de vie de 50 ans, ce qui est certainement une mauvaise estimation, il est facile d'extrapoler au chiffre de 50 000 polyhandicapés vivant dans l'hexagone. Ce qui est très sous-évalué.

L'ARN messager

Depuis le début de la pandémie de COVID-19, des mots qui, il y a tout juste trois ans, auraient été l'apanage des scientifiques sont entrés dans le langage courant. Un exemple est la PCR, utilisée pour les tests de diagnostic. Un autre terme qui était autrefois inconnu et qui est maintenant sur toutes les lèvres est l'ARN messager, la molécule miraculeuse qui a conduit à l'administration de vaccins à la population générale moins d'un an après le début de la pandémie ; sachant qu'il fallait auparavant environ une décennie pour développer un vaccin contre une nouvelle maladie

Quel est exactement cet ARN messager ? Qui l'a découvert et quand ?

L'histoire commence il y a soixante ans, à l'Institut Pasteur de Paris. Depuis une dizaine d'années, les scientifiques savaient que l'ADN qui constitue les chromosomes, était à la base de l'hérédité. Depuis 1953, sur la base de leur connaissance de la structure de l'ADN, identifiée par James Watson et Francis Crick, ils savaient qu'il portait un code déterminant la structure des protéines et qu'il était capable de faire une copie identique de lui-même avec chaque cellule.

Régulation de l'expression des gènes

A l'Institut Pasteur, une équipe composée de Jacques Monod, François Jacob et François Gros s'est penchée sur les mécanismes impliqués dans la lecture de l'information génétique. Une question en particulier a retenu leur attention, et c'était la régulation de l'expression des gènes. Comment se fait-il que tous les gènes portés par le chromosome, en l'occurrence il s'agissait d'une bactérie, ne s'exprimaient pas en même temps ? Par exemple, les protéines enzymatiques nécessaires pour métaboliser un sucre n'étaient synthétisées que lorsque ce sucre était présent dans le milieu de culture.

Leurs recherches les ont conduits à la conclusion que l'expression des gènes codant pour ces protéines était contrôlée par des protéines régulatrices dont l'activité était dépendante de la présence de glucose. Jacob et Monod ont présenté leurs découvertes au début de 1961 dans un article fondateur qui leur a valu le prix Nobel. Ils se sont particulièrement intéressés à la manière dont le message porté par les gènes, par l'ADN, était transmis au site de synthèse des protéines, sur des particules appelées ribosomes. Les scientifiques devaient maintenant identifier cet ARN messager ; une tâche particulièrement difficile compte-tenu de son instabilité présumée.

François Gros explique comment François Jacob et lui se sont rencontrés en juin 1960 devant le porche central de l'Institut Pasteur de Paris. Ils s'apprêtaient tous les deux à partir pour de courts voyages de recherche aux États-Unis. François Jacob dans le laboratoire de Matthew Meselson au California Institute of Technology de Pasadena, et lui-même dans le laboratoire de Jim Watson à l'Université Harvard. Ils ont eu une brève discussion sur la recherche qu'ils avaient l'intention d'effectuer au cours de leurs voyages. Alors que l'ARN messager lui-même n'était pas l'objectif immédiat de leur travail, ils se trouvaient sur des sujets connexes. Et finalement, dans leurs laboratoires respectifs, ils ont tous les deux, fini par montrer l'existence de l'ARN messager. Mais, pour les deux scientifiques, l'expérience était tout sauf simple.

Comme le décrit François Gros, « dans le laboratoire de Jim, dans le très austère bâtiment de l'université Harvard flanqué de deux rhinocéros en bronze, il y a eu des expériences épiques. Il n'était pas rare que nos expériences se poursuivent jusque tard dans la nuit... »

François Jacob a expliqué dans ses mémoires qu'il travaillait avec Sydney Brenner (du Cavendish Laboratory de l'Université de Cambridge, qui était également en visite au laboratoire de Matthew S. Meselson), avec qui il avait eu de nombreuses discussions animées en Grande-Bretagne et qui était également venu passer l'été à Pasadena. « Nous n'y parvenions pas. En vain essayions-nous de vérifier l'expérience, de la modifier, de changer un détail ici et là. Mais les dieux étaient toujours contre nous ». Rien n'a fonctionné dans leur tentative de détecter l'insaisissable ARN messager. « Nous étions là, effondrés sur le sable, au soleil comme des baleines échouées. J'avais la tête vide. Fronçant les sourcils, fronçant ses sourcils épais, avec un regard méchant ». Sydney regarda l'horizon sans dire un mot. C'était quelques jours avant la fin de leur séjour. Soudain, Sydney pousse un cri. Il bondit en criant : « Le magnésium ! C'est le magnésium ! » Et il avait raison. Leurs expériences ne fonctionneraient qu'en augmentant la concentration de magnésium, car cela stabilisait les ribosomes.

Preuve de l'existence de l'ARN messager

De retour à Paris, François Gros et François Jacob ont été ravis de constater que leurs résultats, obtenus dans des laboratoires distants de quelque 5 000 km, étaient très proches. La détection de l'ARN messager a nécessité le marquage par impulsions des bactéries en croissance avec du phosphate marqué au phosphore radioactif, P32. Des expériences d'ultracentrifugation furent ensuite être utilisées pour trouver l'ARN marqué associé au ribosome. Des expériences complémentaires, montrant notamment que la séquence nucléotidique de l'ARN était complémentaire des séquences d'ADN, leur ont permis de confirmer que cet ARN était bien un ARN messager.

Deux articles sont publiés côte à côte dans le même numéro de *Nature* en mai 1961 ; François Gros est le premier auteur d'un article et François Jacob le deuxième auteur de l'autre Ils marquent officiellement la découverte de l'ARN messager.

On peut être sûr que ni François Gros ni François Jacob n'auraient pu imaginer en 1961 que, 60 ans plus tard, cet ARN messager très instable pourrait être utilisé pour produire des vaccins qui sont maintenant administrés à la population mondiale pour la protéger contre le COVID-19. Cela n'a été rendu possible que grâce aux techniques développées par l'industrie pour stabiliser la molécule, ainsi qu'à des processus de distribution complexes, compte-tenu de la nécessité de maintenir les vaccins à des températures extrêmement basses.

Le caryotype

Le caryotype est le processus d'appariement et de classement de tous les chromosomes d'un organisme, fournissant ainsi un instantané à l'échelle du génome des chromosomes d'un individu. Les caryotypes sont préparés en utilisant des procédures de coloration standardisées qui révèlent les caractéristiques structurelles de chaque chromosome. Les cytogénéticiens cliniciens analysent les caryotypes humains pour détecter les changements génétiques importants. Les caryotypes peuvent révéler des changements dans le nombre de chromosomes associés à des conditions aneuploïdes (état de cellules présentant un nombre anormal de chromosomes), telles que la trisomie 21 (mongolisme). **Une analyse minutieuse des caryotypes peut également révéler des changements structurels plus subtils, tels que des délétions chromosomiques, des duplications, des translocations ou des inversions.** En fait, à mesure que la génétique médicale s'intègre de plus en plus à la médecine clinique, les caryotypes deviennent une source d'informations diagnostiques pour des malformations congénitales spécifiques, des troubles génétiques et même des cancers.

Préparation des caryotypes à partir de cellules mitotiques

Les caryotypes sont préparés à partir de cellules mitotiques (en division) qui ont été arrêtées dans la partie métaphase ou prométaphase du cycle cellulaire, lorsque les chromosomes prennent leurs conformations les plus condensées. Divers types de tissus peuvent être utilisés comme source de ces cellules. Pour les diagnostics de cancer, les échantillons typiques comprennent des biopsies tumorales ou des échantillons de moelle osseuse. Pour d'autres diagnostics, les caryotypes sont souvent générés à partir d'échantillons de sang périphérique ou d'une biopsie cutanée. Pour le diagnostic prénatal, des échantillons de liquide amniotique ou de villosités choriales sont utilisés comme source de cellules.

Le processus de génération d'un caryotype commence par la culture à court terme de cellules dérivées d'un spécimen. Après une période de croissance cellulaire et de multiplication, les cellules en division sont arrêtées en métaphase par addition de colchicine, qui empoisonne le fuseau mitotique. Les cellules sont ensuite traitées avec une solution hypotonique qui fait gonfler leurs noyaux et éclater les cellules. Les noyaux sont ensuite traités avec un fixateur chimique, déposés sur une lame de verre et traités par diverses procédures qui révèlent les caractéristiques structurelles des chromosomes.

Les motifs de bandes révèlent les détails structurels des chromosomes

Sans aucun traitement, les détails structurels des chromosomes sont difficiles à détecter au microscope optique. Ainsi, pour rendre l'analyse plus efficace et efficiente, les cytologistes ont développé des colorants qui se lient à l'ADN et génèrent des motifs de bandes caractéristiques pour différents chromosomes. Avant le développement de ces techniques de bandes, il était très difficile de distinguer les chromosomes les uns, des autres, et les chromosomes étaient simplement regroupés en fonction de leur taille et de l'emplacement de leurs centromères. Cela a changé en 1970, lorsque Torbjorn Caspersson et ses collègues ont décrit la première technique de banding, connue sous le nom de Q-banding. La bande Q implique l'utilisation de la quinacrine un colorant fluorescent, qui alkylate l'ADN et est soumis à une extinction au fil du temps. Ces chercheurs ont démontré que la quinacrine produisait des motifs de bandes caractéristiques et reproductibles pour les chromosomes individuels. Depuis lors, les chercheurs ont développé une variété d'autres techniques de bandes chromosomiques qui ont largement supplanté les bandes Q en cytogénétique clinique. Aujourd'hui, la plupart des caryotypes sont colorés avec le colorant Giemsa (bleu de méthylène et éosine), qui offre une meilleure résolution des bandes individuelles, produit une préparation plus stable et peut être analysé avec une microscopie à fond clair ordinaire.

Les causes moléculaires des différences de coloration sur la longueur d'un chromosome sont complexes et comprennent la composition de base de l'ADN et les différences locales dans la structure de la chromatine. Dans la bande G, la variante de la coloration au Giemsa la plus couramment utilisée, les chromosomes en métaphase sont d'abord brièvement traités avec de la trypsine, une enzyme qui dégrade les protéines, avant que les chromosomes ne soient colorés avec du Giemsa. La trypsine digère partiellement certaines des protéines chromosomiques, relaxant ainsi la structure de la chromatine et permettant au colorant Giemsa d'accéder à l'ADN.

Organisation des chromosomes dans les caryotypes (cartogrammes) pour examen

Afin de maximiser les informations de diagnostic obtenues à partir d'une préparation chromosomique, les images des chromosomes individuels sont disposées dans un format standardisé connu sous le nom de caryotype. **Selon les conventions internationales, les autosomes humains, ou chromosomes non sexuels, sont numérotés de 1 à 22, par ordre décroissant de taille, à l'exception des chromosomes 21 et 22, le premier étant en fait le plus petit autosome. Les chromosomes sexuels sont généralement placés à la fin d'un caryotype.**

Dans un caryotype, les chromosomes sont alignés le long d'un axe horizontal partagé par leurs centromères. Les chromosomes individuels sont toujours représentés avec leurs bras courts - p pour « petit », - en haut, et leurs longs bras q - pour « file d'attente » - en bas. Le placement du centromère peut également être utilisé pour identifier la morphologie grossière, ou la forme, des chromosomes. Par exemple, les chromosomes métacentriques (chromosomes dont le centromère est approximativement à mi-chemin entre chaque extrémité, formant de cette façon deux 'bras' égaux du chromosome) tels que les chromosomes 1, 3 et 16, ont des bras p et q de longueurs presque égales. Les chromosomes sous-métacentriques, tels que les chromosomes 2, 6 et 10, ont des centromères légèrement déplacés du centre. Les chromosomes acrocentriques (chromosomes dont le centromère est situé près d'une extrémité), tels que les chromosomes 14, 15 et 21, ont des centromères situés près de leurs extrémités.

Organiser les chromosomes dans un caryotype peut simplifier l'identification de toute anomalie. Notez que les motifs de bandes entre les deux copies chromosomiques, ou homologues, de tout autosome sont presque identiques. Certaines différences subtiles entre les homologues d'un chromosome donné peuvent être attribuées à la variabilité structurelle naturelle entre les individus. Parfois, les artefacts techniques associés au traitement des chromosomes génèrent également des différences apparentes entre les deux homologues, mais ces artefacts peuvent être identifiés en analysant 15 à 20 métaphases étalées d'un individu. Il est hautement improbable que le même artefact technique se reproduise à plusieurs reprises dans un spécimen donné.

Utilisation des caryotypes pour détecter les anomalies chromosomiques

Aujourd'hui, les caryotypes en bande G sont couramment utilisés pour diagnostiquer un large éventail d'anomalies chromosomiques chez les individus. Bien que la résolution des changements chromosomiques détectables par caryotype soit généralement de quelques mégabases, cela peut être suffisant pour diagnostiquer certaines catégories d'anomalies. Par exemple, l'aneuploïdie, qui est souvent causée par l'absence ou l'ajout d'un chromosome, est simple à détecter par analyse du caryotype. Les cytogénéticiens peuvent également détecter fréquemment des suppressions ou insertions beaucoup plus subtiles comme des écarts par rapport aux schémas de bandes normaux. De même, les translocations sont souvent facilement apparentes sur les caryotypes.

Lorsque des changements régionaux des chromosomes sont observés sur les caryotypes, les chercheurs s'intéressent souvent à l'identification de gènes candidats dont la mauvaise expression peut provoquer des symptômes chez les patients. **Ce processus de recherche a été grandement facilité par l'achèvement du projet sur le génome humain, qui a mis en corrélation des bandes cytogénétiques avec des informations sur la séquence d'ADN.** Par conséquent, les chercheurs sont maintenant en mesure d'appliquer une gamme de techniques de cytogénétique moléculaire pour obtenir une résolution encore plus élevée des changements génomiques.

La cytogénétique moléculaire est une discipline dynamique et de nouvelles méthodes de diagnostic continuent à être développées. Au fur et à mesure que ces nouvelles technologies sont mises en œuvre en clinique, on peut s'attendre à ce que les cytogénéticiens soient en mesure de passer du caryotype au gène avec une efficacité croissante.

Personnellement, je regrette qu'il soit difficile d'obtenir un caryotype pour les résidents dont j'ai la charge, en tant que psychiatre d'une maison d'accueil spécialisée. En effet, les parents ou les tuteurs légaux sont peu enclins à ce type de démarche. Je pense que la remise en question de l'origine du handicap est un frein psychologique voire moral.

CHAPITRE 5
LES MALADIES GÉNÉTIQUES LES PLUS FRÉQUENTES IMPLIQUÉES DANS LE POLYHANDICAP

Mongolisme (trisomie 21)

Le mongolisme est une maladie dont les individus atteints ont un chromosome supplémentaire. En règle générale, un enfant naît avec 46 chromosomes, ceux atteints de mongolisme ont une copie supplémentaire du chromosome 21. Le fait d'avoir une copie supplémentaire d'un chromosome est une « trisomie ». Cette copie supplémentaire change la façon dont l'enfant se développe, entraînant des problèmes mentaux et physiques.

Même si les personnes atteintes de mongolisme peuvent agir et se ressembler, chaque personne a des capacités différentes. Les personnes atteintes de mongolisme ont généralement un QI dans la fourchette légèrement à modérément basse et ont un retard à parler, comparés aux autres enfants.

Certaines caractéristiques physiques communes du mongolisme comprennent :

- Un visage aplati, en particulier l'arête du nez
- Des yeux en forme d'amande qui s'inclinent vers le haut
- Un cou court
- De petites oreilles
- Une langue qui a tendance à sortir de la bouche
- De minuscules taches blanches sur l'iris (partie colorée) de l'œil
- De petites mains et de petits pieds
- Une seule ligne sur la paume de la main (pli palmaire)

- De petits doigts roses qui se courbent parfois vers le pouce
- Un faible tonus musculaire ou des articulations lâches
- Une plus petite taille que les enfants et les adultes de leur âge

Il nait en France par an 2 300 bébés présentant un mongolisme.

Types de mongolisme

Il existe trois types de mongolisme. Il est souvent difficile de faire la différence entre chaque type sans étudier les chromosomes parce que les caractéristiques physiques et les comportements sont similaires.

Trisomie 21 : Environ 95 % des personnes atteintes de mongolisme ont une trisomie 21. Avec ce type de mongolisme, chaque cellule du corps a 3 copies séparées du chromosome 21 au lieu des 2 copies habituelles.

Translocation : Ce type représente un petit pourcentage de personnes atteintes de mongolisme (environ 3%). Cela se produit lorsqu'une partie supplémentaire ou un chromosome 21 supplémentaire entier est présent, mais qu'il est attaché ou « trans-localisé » à un chromosome différent plutôt que d'être un chromosome séparé 21.

Mosaïque : ce type affecte environ 2 % des personnes atteintes de mongolisme. Mosaïque signifie mélange ou combinaison. Pour les enfants atteints de mongolisme en mosaïque, certaines de leurs cellules ont 3 copies du chromosome 21, mais d'autres cellules ont les deux copies typiques du chromosome 21. Les enfants atteints de mongolisme en mosaïque peuvent avoir les mêmes caractéristiques que les autres enfants atteints de mongolisme. Cependant, ils peuvent avoir moins de caractéristiques de la maladie en raison de la présence de certaines (ou de plusieurs) cellules avec un nombre typique de chromosomes.

Causes et facteurs de risque

Le chromosome 21 supplémentaire entraîne les caractéristiques physiques et les problèmes de développement qui peuvent survenir chez les personnes atteintes de mongolisme. Les chercheurs savent que le mongolisme est causé par un chromosome supplémentaire, mais personne ne sait avec certitude pourquoi le mongolisme se produit ou combien de facteurs différents jouent un rôle.

L'âge de la mère est un facteur qui augmente le risque d'avoir un bébé atteint de mongolisme. Les femmes de 35 ans ou plus lorsqu'elles deviennent enceintes sont plus susceptibles d'avoir une grossesse affectée par le mongolisme, que les femmes qui deviennent enceintes à un plus jeune âge. **Cependant, la majorité des bébés atteints de mongolisme sont nés de mères de moins de 35 ans, car il y a beaucoup plus de naissances chez les femmes plus jeunes.**

Tableau 1 Probabilité de porter un enfant ayant la trisomie 21 (grossesse à terme)

Âge la femme enceinte	***Probabilité***
20 ans	*1 cas sur 1 500*
30 ans	*1 cas sur 900*
35 ans	*1 cas sur 385*
40 ans	*1 cas sur 100*
45 ans	*1 cas sur 50 ou plus*

Diagnostic

Il existe deux types de tests de base disponibles pour détecter le mongolisme pendant la grossesse : les tests de dépistage et les tests diagnostiques.

Un test de dépistage peut dire à une femme et à son médecin si sa grossesse a un risque faible ou élevé d'avoir un enfant mongolien. Les tests de dépistage ne fournissent pas un diagnostic absolu, mais ils sont plus sûrs pour la mère et le bébé en développement.

Les tests diagnostiques peuvent généralement détecter si un bébé sera ou non atteint de mongolisme, mais ils peuvent être plus risqués pour la mère et le bébé en développement. Ni le dépistage ni les tests diagnostiques ne peuvent prédire le plein impact du mongolisme sur un bébé.

Tests de dépistage

Les tests de dépistage comprennent souvent une combinaison d'un test sanguin, qui mesure la quantité de diverses substances dans le sang de la mère et une échographie, qui crée une image du bébé.

Les tests de dépistage peuvent identifier les femmes à risque accru d'avoir un bébé atteint de mongolisme. Ces tests ne présentent aucun risque de fausse couche, mais ne permettent pas de déterminer avec certitude si un fœtus est atteint.

Le dépistage de la trisomie 21 dans l'ADN du fœtus après une simple prise de sang chez la femme enceinte est remboursé par l'Assurance maladie, selon une décision parue jeudi 27 décembre 2017 au Journal officiel. Cette pratique, appelée « dépistage prénatal non invasif » (DPNI), est officiellement recommandée par la Haute Autorité de Santé (HAS). Elle devrait permettre de diminuer le nombre d'amniocentèses, examen invasif qui n'est pas sans risque pour le fœtus et la mère. Dans les faits, le DPNI était déjà proposé gratuitement dans les hôpitaux publics de France, grâce à un protocole spécial dédié aux traitements innovants qui ne sont pas encore remboursés. Mais dans les cliniques privées, son coût était à la charge de la patiente. Désormais, ce test ADN de dépistage prénatal de la trisomie 21 est remboursé, quel que soit le lieu où il est pratiqué. Il coûte environ 390 euros.

Lors d'une échographie, le radiologue regarde le liquide derrière le cou du bébé. Un surplus de liquide dans cette région pourrait indiquer un problème génétique. Ces tests de dépistage peuvent aider à déterminer le risque de trisomie 21 du bébé. Rarement, les tests de dépistage peuvent donner un résultat anormal même si le bébé est normal. Parfois, les résultats des tests sont normaux et pourtant ils omettent un problème qui existe.

Tests diagnostiques

Les tests diagnostiques sont généralement effectués après un test de dépistage positif afin de confirmer un diagnostic de mongolisme.

Les types de tests diagnostiques comprennent :

- Échantillonnage des villosités choriales placentaires
- Amniocentèse - examine le liquide amniotique
- Prélèvement de sang ombilical percutané

Ces tests recherchent des changements chromosomiques qui poseraient le diagnostic de mongolisme ou d'autre maladie génétique (voir le chapitre caryotype).

Autres problèmes de santé

De nombreuses personnes atteintes de mongolisme ont les traits du visage communs et aucune autre anomalie congénitale majeure. Cependant, certaines personnes atteintes de mongolisme peuvent avoir une ou plusieurs anomalies congénitales majeures ou d'autres problèmes médicaux. Certains des problèmes de santé les plus courants chez les enfants atteints de mongolisme sont énumérés ci-dessous :

- Perte auditive
- Apnée obstructive du sommeil, qui est une condition où la respiration de la personne s'arrête temporairement pendant son sommeil
- Infections des oreilles
- Maladies oculaires
- Malformations cardiaques présentes à la naissance.

Traitements

Le mongolisme est une maladie chronique. Des services précoces dans la vie aident souvent les bébés et les enfants atteints de mongolisme à améliorer leurs capacités physiques et intellectuelles. La plupart de ces services visent à aider les enfants atteints de mongolisme, à développer leur plein potentiel. Ces services comprennent l'orthophonie, l'ergothérapie et la physiothérapie, et ils sont généralement offerts dans le cadre de programmes d'intervention précoce. Les enfants atteints de mongolisme peuvent également avoir besoin d'une aide ou d'une attention supplémentaire à l'école, bien que de nombreux enfants soient inclus dans des classes régulières.

Syndrome de l'X Fragile

Le syndrome de l'X fragile est une maladie héréditaire qui dure toute la vie, qui peut causer de nombreux problèmes. Un diagnostic et un traitement précoces peuvent aider les personnes touchées à atteindre leur plein potentiel.

Qu'est-ce que le syndrome du X fragile ?

Les personnes atteintes du syndrome du X fragile ont une déficience intellectuelle, des problèmes de comportement et d'apprentissage ainsi que certaines caractéristiques physiques. L'X fragile est la cause héréditaire la plus courante de déficience intellectuelle, ainsi que la cause génétique la plus connue de l'autisme. Elle touche environ un homme sur 4000 et environ une femme sur 6000. L'X fragile est causé par une modification d'un seul gène, le gène FMR-1. Ce gène aide à créer une protéine nécessaire au développement normal du cerveau.

Types de syndromes de l'X fragile

Selon la façon dont le gène FMR1 d'un individu a été modifié, on dit qu'elle a la mutation complète ou une prémutation. Les personnes atteintes de la mutation complète présentent des symptômes de l'X fragile. Les personnes atteintes de la prémutation peuvent ne présenter aucun symptôme, mais sont porteuses de l'X fragile.

Symptômes ou signes du syndrome de l'X fragile

L'X fragile peut affecter les gens différemment. Les filles et les femmes sont généralement moins touchées que les hommes. Une personne affectée complètement par l'X montre tous les signes ci-dessous :

- Déficience intellectuelle, développement lent et difficultés de communication, de coordination, de motricité et d'apprentissage
- Caractéristiques comportementales et émotionnelles telles que l'agressivité, l'anxiété, la timidité et le discours répétitif
- Des symptômes physiques tels que des muscles et des articulations faibles, un souffle cardiaque et un palais haut

Diagnostic du syndrome de l'X fragile

Un diagnostic de l'X fragile peut être posé à tout âge, en faisant une prise de sang. Ce test peut montrer si une personne est atteinte ou non par le X fragile ou si elle est porteuse génétique. Lorsque l'on porte l'X fragile et que l'on attend un enfant, il est judicieux de subir un test prénatal pour savoir si l'enfant sera affecté.

Porteurs de l'X fragile

Les porteurs de l'X fragile peuvent développer certains problèmes de santé plus tard dans la vie, tels que :

- Un syndrome d'ataxie par tremblement de l'X fragile, qui provoque un tremblement et affecte principalement les hommes de plus de 50 ans
- Une insuffisance ovarienne primaire de l'X fragile, qui peut entraîner l'infertilité et une ménopause précoce chez la femme.

Vivre avec le syndrome de l'X fragile

Bien qu'il n'y ait pas de remède pour l'X fragile, les traitements (y compris certains médicaments) peuvent aider à améliorer la qualité de vie, surtout s'ils sont reçus tôt. Idéalement, chaque personne atteinte du X fragile sera prise en charge par une équipe multidisciplinaire de professionnels de la santé.

Syndrome d'Angelman

En 1965, le médecin anglais Harry Angelman décrit trois patients qui présentent une démarche raide et saccadée, une absence de discours, mais des rires excessifs et des convulsions. **Le syndrome d'Angelman (SA), est**

maintenant connu pour affecter environ 1 personne sur 15 000 et se caractérise par un dysfonctionnement moteur, des troubles de la parole, des convulsions, de l'hyperactivité et un trouble du spectre autistique (TSA) comme comorbidité la plus courante.

Un retard de développement chez les personnes atteintes du SA est généralement observé au cours de la première année de vie. Bien que la plupart des individus manquent complètement de parole, certains sont moins affectés et peuvent acquérir quelques mots. Les troubles du mouvement comprennent les tremblements, des saccades musculaires et de l'ataxie.

Les comportements caractéristiques du SA, comprennent la mise en bouche d'objets, des comportements joyeux avec le rire facilement provoqué, une attirance pour l'eau, une hyperactivité, une attention de courte durée et une diminution du sommeil. **Ces caractéristiques du SA peuvent être observées dans d'autres troubles du développement neurologique, conduisant à un diagnostic différentiel large, qui a été récemment étudié.** Le chevauchement des caractéristiques cliniques peut mettre en évidence des voies neurophysiologiques courantes, dont la plupart restent à élucider. Le diagnostic du SA doit être confirmé au niveau moléculaire, pour fournir des informations précises sur le pronostic, les complications et le risque de récidive. La précision du diagnostic est utile pour faciliter les recherches futures en établissant plus clairement la relation génotype-phénotype et en fournissant un fondement sur lequel de nouvelles thérapies peuvent être évaluées.

Etiologie

Différents mécanismes génétiques peuvent être à l'origine du syndrome d'Angelman, tels qu'une délétion de la région critique 15q11.2-q13 (60 à 75 % des cas), une disomie uniparentale paternelle (2 à 5 % des cas), un défaut d'empreinte (2 à 5 %) et une mutation du gène UBE3A (10% des cas). L'anomalie génétique en cause reste non identifiée dans 5 à 26 % des cas.

Phénotype comportemental du Syndrome d'Angelman

Alors que des preuves d'un phénotype comportemental pour les personnes atteintes du syndrome d'Angelman ont commencé à émerger, il existe encore très peu d'études qui sont méthodologiquement robustes et la majorité des rapports comprennent des études de cas. Dans un certain nombre d'études, certaines caractéristiques cliniques rapportées telles que les difficultés d'élocution, la démarche ataxique et la langue saillante ont souvent été classées dans différentes catégories. Par exemple, la démarche ataxique a été classée en tant que phénomène musculosquelettique ou neurologique ou caractéristique du comportement.

Syndrome de Rett

Le syndrome de Rett a été décrit pour la première fois par Andreas Rett, un neurologue pédiatre autrichien, après avoir observé deux patientes avec des stéréotypies, qui se tordent la main dans la salle d'attente de sa clinique. Après examen, il a constaté que les deux patients avaient les mêmes antécédents : développement précoce normal, suivi par une période de régression et de perte de mouvements intentionnels de la main.

Intrigué, le Docteur Rett a examiné d'autres patientes avec ces symptômes. Estimant que les symptômes correspondent à un trouble métabolique, il l'appelait « hyperammoniémie cérébro-atrophique ». Cependant, le trouble n'a pas été généralement accepté par les médecins jusqu'à sa description dans les publications anglaises 17 ans plus tard. Le syndrome de Rett (SR) est maintenant bien connu comme un trouble neurologique progressif qui affecte principalement les filles, survenant dans 1 : 10 000-15 000 naissances féminines vivantes.

Etiologie

Le syndrome de Rett typique est associé à une mutation dans le gène MECP2 (Methyl-CpG-binding protein 2), dans près de 95 à 97%, localisé sur le chromosome X. Le gène muté a une influence sur l'expression d'autres gènes qui contribuent notamment à la formation du système nerveux.

Signes cliniques

Le diagnostic clinique du SR repose sur une batterie de critères bien définis. Suite à une période de développement neurologique et physique normal au cours des 6 à 18 premiers mois de vie, **les premières caractéristiques du SR commencent à se manifester dans la petite enfance et apparaissent progressivement sur plusieurs étapes : stagnation (6-18 ans mois), régression rapide (âge 1–4 ans), pseudo-stationnaire (âge 2 – potentiellement vie) et une détérioration motrice tardive (10 ans - vie).** Les symptômes caractéristiques du SR comprennent la perte de la parole et de la motricité acquise, les mouvements répétitifs de la main, les irrégularités respiratoires et les convulsions. Les patients SR peuvent également souffrir d'épisodes de problèmes gastro-intestinaux, d'hypoplasie, d'ostéoporose précoce, de bruxisme et des sorts de hurlements. Malgré ces déficiences, les patients SR sont bien intégrés dans leur famille et bénéficient d'un contact personnel.

De nombreux enfants ayant reçu un diagnostic de SR ont un cerveau réduit en volume par rapport aux individus en bonne santé, cohérent avec une circonférence de la tête plus petite. Le volume cérébral réduit est en grande partie dû à la petite taille du corps neuronal et à un emballage plus dense de cellules, en particulier dans les couches III et V du cerveau cortex, thalamus, *substantia nigra*, noyaux gris centraux, amygdale, cervelet et hippocampe. Les patients ont également une arborisation dendritique réduite, signe d'un retard dans la maturation neuronale. De plus, une hypopigmentation de la *substantia nigra* suggère un dysfonctionnement des neurones dopaminergiques. Les patients présentant un SR ont des neurotransmetteurs dérégulés, les neuromodulateurs et les transporteurs, jouant un rôle important dans la fonction synaptique.

Les complications métaboliques sont également fréquentes dans le SR. Un nombre de patients présentent une dyslipidémie, une leptine et une adiponectine plasmatique élevées, un taux d'ammoniac élevé et une inflammation de la vésicule biliaire. Des modifications du métabolisme des glucides dans le cerveau ont également été rapportés chez ces patients.

Syndrome de Schuurs-Hoeijmakers ou PACS1

Le syndrome de Schuurs-Hoeijmakers est une maladie autosomique dominante causée par une ou plusieurs mutations du gène PACS1, codant pour la protéine de tri des grappes acides de la phosphofurine. **Il est caractérisé par un retard de développement intellectuel, des anomalies crânio-faciales, ainsi que d'autres anomalies congénitales variables.** De nombreuses personnes touchées ont des problèmes neurologiques, comportementaux et de santé supplémentaire. Dans le syndrome du gène PACS1, la déficience intellectuelle varie généralement de légère à modérée. Les personnes atteintes de cette condition ont également des problèmes de production de la parole (langage expressif). Le développement de la parole va d'un langage limité à peu de mots ou pas de parole.

Les personnes atteintes du syndrome PACS1 ont une apparence faciale distincte. Les traits du visage comprennent des sourcils épais et très arqués, de longs cils, des yeux largement fixés (hypertélorisme), des coins extérieurs des yeux qui pointent vers le bas (fissures palpébrales descendantes), des paupières tombantes (ptosis), une pointe nasale arrondie, une bouche large avec des coins qui pointe vers le bas, une lèvre supérieure mince, une zone lisse entre le nez et la lèvre supérieure (philtrum), des dents largement espacées et des oreilles qui sont basses avec moins de plis et de rainures que la normale (décrites comme «simples»). Des anomalies d'autres systèmes corporels peuvent également survenir, telles que des malformations du cœur, du cerveau, des yeux ou d'autres organes. Les garçons peuvent avoir des testicules non descendus (cryptorchidie). Les enfants atteints du syndrome PACS1 ont souvent des difficultés à apprendre à manger des aliments solides et préfèrent les aliments mous. Lorsqu'ils reçoivent des aliments solides, les enfants atteints avalent souvent sans mâcher. Ces problèmes alimentaires ont tendance à persister tout au long de la vie. Certaines personnes touchées présentent un reflux gastrique acide dans l'œsophage (reflux gastro-œsophagien). Des problèmes neurologiques supplémentaires peuvent survenir dans le syndrome PACS1. Certaines personnes touchées présentent des caractéristiques de trouble du spectre autistique, qui se caractérise par une communication et une interaction sociale altérées. Le trouble de déficit de l'attention /

hyperactivité (ADHD), le trouble obsessionnel-compulsif (TOC), l'automutilation ou la frustration menant à des crises de colère peuvent également survenir. La plupart des personnes atteintes du syndrome PACS1 ont des crises dont le type et l'âge d'apparition varient. Certaines personnes atteintes du syndrome PACS1 ont un faible tonus musculaire (hypotonie). Les personnes atteintes de cette maladie sont souvent retardées dans la marche, certaines développant un style de marche instable (démarche). Les personnes atteintes font des chutes fréquentes et perdent progressivement leur capacité à marcher vers la fin de l'enfance, nécessitant une assistance en fauteuil roulant.

Troubles du spectre autistique

Un trouble du spectre de l'autisme (TSA) est une déficience du développement qui peut entraîner d'importants problèmes sociaux, de communication et de comportement. Il n'y a souvent rien dans l'apparence des personnes atteintes de TSA qui les distingue des autres, mais les personnes atteintes de TSA peuvent communiquer, interagir, se comporter et apprendre d'une manière différente de la plupart des autres. Les capacités d'apprentissage, de réflexion et de résolution de problèmes des personnes atteintes de TSA peuvent aller de douées à très handicapées. Certaines personnes atteintes de TSA ont besoin de beaucoup d'aide dans leur vie quotidienne ; d'autres ont besoin de moins.

Un diagnostic de TSA comprend maintenant plusieurs conditions qui étaient diagnostiquées séparément : le trouble autistique, le trouble envahissant du développement non spécifié et le syndrome d'Asperger. Ces manifestations sont maintenant toutes appelées trouble du spectre autistique.

Signes et symptômes

Les personnes atteintes de TSA ont souvent des problèmes de compétences sociales, émotionnelles et de communication. Ils peuvent répéter certains comportements et ne pas souhaiter de changement dans leurs activités quotidiennes. De nombreuses personnes atteintes de TSA ont également différentes façons d'apprendre, de prêter attention ou de réagir aux choses. Les signes de TSA commencent pendant la petite enfance et durent généralement tout au long de la vie.

Les enfants ou les adultes atteints de TSA peuvent :

- Ne pas pointer du doigt les objets pour montrer de l'intérêt
- Ne pas regarder les objets lorsqu'une autre personne les pointe du doigt
- Avoir des problèmes avec les autres ou ne pas s'intéresser du tout aux autres
- Éviter le contact visuel et vouloir être seul
- Avoir du mal à comprendre les sentiments d'autrui ou à parler de ses propres sentiments
- Préférer ne pas être tenu ou câliné, ou pouvoir faire des câlins seulement quand il le souhaite
- Sembler ne pas savoir quand les gens leur parlent, mais réagir à d'autres sons
- Être très intéressé par les gens, mais ne pas savoir comment parler, jouer ou interagir avec eux
- Répéter des mots ou des phrases qui leur sont dites, ou répéter des mots ou des phrases à la place du langage normal
- Avoir du mal à exprimer leurs besoins en utilisant des mots ou des mouvements typiques
- Ne pas jouer à des jeux de « simulation » (par exemple, ne pas faire semblant de « nourrir » une poupée)

- Répéter les actions encore et encore
- Avoir du mal à s'adapter quand une routine change
- Avoir des réactions inhabituelles à la façon dont les choses sentent, goûtent, ressemblent, se sentent ou sonnent
- Perdre des compétences qu'ils avaient autrefois (par exemple, arrêter de dire les mots qu'ils utilisaient)

Les parents doivent se renseigner sur les étapes de développement que les jeunes enfants devraient atteindre.

Diagnostiquer un TSA peut être difficile car il n'y a pas de test médical, comme un test sanguin, pour diagnostiquer les troubles. Les médecins examinent le comportement et le développement de l'enfant pour poser un diagnostic.

Le TSA peut parfois être détecté à 18 mois ou moins. À l'âge de 2 ans, un diagnostic par un professionnel expérimenté peut être considéré comme très fiable. Cependant, de nombreux enfants ne reçoivent un diagnostic définitif que beaucoup plus âgés. Ce retard signifie que les enfants atteints de TSA pourraient ne pas obtenir l'aide dont ils ont besoin rapidement.

Les enfants dont un frère ou une sœur est atteint de TSA courent un risque plus élevé de souffrir également de TSA.

Les personnes atteintes de certaines maladies génétiques ou chromosomiques, telles que le syndrome du X fragile ou la sclérose tubéreuse, peuvent avoir un plus grand risque de développer un TSA.

Lorsqu'ils sont pris pendant la grossesse, les médicaments comme l'acide valproïque et la thalidomide ont été associés à un risque plus élevé de TSA.

Il existe des preuves que la période critique de développement des TSA survient avant, pendant et immédiatement après la naissance.

Les enfants nés de parents plus âgés sont plus à risque d'avoir un TSA (mais aussi de nombreuses maladies)

Qui est affecté ?

Les TSA surviennent dans tous les groupes raciaux, ethniques et socio-économiques, mais sont environ 4 fois plus fréquents chez les garçons que chez les filles.

Depuis plus d'une décennie, le réseau de surveillance de l'autisme et des troubles du développement évalue le nombre d'enfants atteints de TSA aux États-Unis. Nous avons beaucoup appris sur le nombre d'enfants américains atteints de TSA. Il sera important d'utiliser les mêmes méthodes pour suivre l'évolution du nombre d'enfants atteints de TSA au fil du temps afin d'en savoir plus sur le trouble.

Génétique de l'autisme

Suite à la classification de l'autisme par Kanner en 1943, des efforts de recherche ont été entrepris pour déterminer l'étiologie de la maladie. Bien qu'il ait été initialement supposé être d'origine environnementale, le rôle de la génétique a rapidement suggéré le contraire. En 1977, des études ont montré que l'incidence chez les frères et sœurs était 50 fois plus élevée que la moyenne. Il a été constaté que les jumeaux monozygotes étaient plus susceptibles de partager le diagnostic que les jumeaux dizygotes, ce qui suggère une influence génétique. En 1995 d'autres chercheurs ont confirmé cette constatation, montrant une concordance de 60% pour les jumeaux monozygotes par rapport à l'absence de paires dizygotes concordantes. De plus, le risque qu'un enfant ait un TSA est proportionnel au pourcentage du génome qu'il partage avec un frère ou un parent atteint. **Au début du 21ième siècle, il a été établi que les TSA avaient une composante génétique, bien que les gènes impliqués restent un mystère.**

Les premières études de caryotype documentant les anomalies chromosomiques ont commencé à faire la lumière sur les régions du génome impliquées. Des screening de loci de susceptibilité impliquaient des régions sur les chromosomes 7q, 1p, 3q, 16p et 15q.

Au début des années 2000, l'avènement du séquençage à haut débit a révolutionné la recherche génétique et a permis aux chercheurs d'étudier les TSA à l'échelle du génome. La technologie de séquençage a rapidement confirmé que l'étiologie des TSA était multigénique et hautement hétérogène, avec très peu de variantes pathogènes présentes chez un pourcentage significatif d'individus atteints. On sait maintenant que le cas moyen est le produit de nombreuses variations augmentant la sensibilité. **Seule une poignée de maladies liées aux TSA ont des causes monogéniques, telles que le syndrome de Rett, le syndrome du X fragile, le syndrome de Schuurs-Hoeijmakers et la sclérose tubéreuse de Bourneville.**

CHAPITRE 6
AFFECTIONS GÉNÉTIQUES RARES ET SYNDROMES CLINIQUEMENT BIEN IDENTIFIÉS

Les maladies envisagées ci-dessous sont rares mais ne sont connues parfois que depuis quelques années, il est possible dans les établissements tels les MAS, que les résidents soient dans ces maisons d'accueil spécialisées bien avant que l'on ait porté un diagnostic. Les problèmes médicaux de la plupart des syndromes génétiques changent souvent avec l'âge et les connaissances sur la prise en charge des adultes atteints de syndromes génétiques sont limitées.

Déficit en adenylosuccinate lyase

Le déficit en adénylosuccinate lyase est un défaut du métabolisme des purines affectant l'assemblage des purinosomes et réduction des flux de métabolites grâce à la synthèse de purine *de novo* et les voies de recyclage des nucléotides puriques. Biochimiquement, ce défaut se manifeste par la présence dans les fluides biologiques de deux substrats déphosphorylés de l'enzyme ADSL : succinylaminoimidazole carboxamide riboside et succinyladénosine.

Plus de 80 personnes avec un déficit en ADSL ont été identifiés, mais l'incidence de la maladie réelle est d'environ1/1000000. Le trouble montre un large spectre de symptômes de progression lente à rapide. La forme néonatale mortelle dès la naissance, présente une encéphalopathie néonatale avec un manque de mouvements spontanés, insuffisance respiratoire et insoluble, crises d'épilepsie entraînant un décès prématuré au cours des premières semaines de vie.

Les patients de type I (forme sévère) présentent un tableau clinique purement neurologique caractérisé par un sévère retard, microcéphalie psychomoteur, début précoce des crises et un syndrome autistique.

Une forme à progression plus lente a également été décrite (type II, forme modérée ou légère), comme apparaissant plus tard, généralement au cours des premières années de vie, légère à modérée, avec retard psychomoteur et troubles de contact transitoires.

Le diagnostic est facilité par la présence de SAICAriboside (SAICAr) et succinyladenosine (S-Ado) dans les fluides extracellulaires tels que le plasma, le liquide céphalo-rachidien.

Micro-délétion 22q11

Le syndrome de délétion 22q11.2 (22q11.2DS) résulte principalement d'événements de recombinaison méiotique non homologues *de novo* survenant chez environ 1 fœtus sur 1000. **Le syndrome est maintenant connu, comme ayant une présentation hétérogène qui comprend de multiples anomalies congénitales et des conditions d'apparition tardive, telles qu'anomalies palatines, gastro-intestinales et rénales, maladies auto-immunes, retards cognitifs variables, phénotypes comportementaux et maladie psychiatrique. Il diffère de la description originale du syndrome de Di George.**

La prise en charge, nécessite une approche multidisciplinaire impliquant la pédiatrie, la médecine générale, la chirurgie, la psychiatrie, la psychologie, les thérapies interventionnelles (physiques, professionnelles, de la parole, du langage et du comportement) et le conseil génétique. Bien que commun, le manque de connaissance du symptôme et / ou l'absence de la familiarité avec les méthodes de tests génétiques, ainsi que la grande variabilité de la présentation clinique, retarde le diagnostic. Un diagnostic précoce, de préférence prénatal ou néonatal, pourrait améliorer les résultats, soulignant ainsi l'importance du dépistage universel. **Tout aussi important, 22q11.2DS est devenu un modèle pour comprendre les anomalies congénitales rares et fréquentes,** les conditions médicales, psychiatriques et les troubles du développement, et peut fournir une plate-forme pour mieux comprendre ces troubles tout en offrant des opportunités de stratégies translationnelles tout au long de la vie.

Sclérose Tubéreuse de Bourneville

La sclérose tubéreuse de Bourneville, également appelée sclérose tubéreuse complexe, est une maladie génétique rare qui provoque le développement de tumeurs non cancéreuses (bénignes) ; des proliférations inattendues de tissus normaux, dans de nombreuses parties du corps. Les signes et symptômes varient considérablement, en fonction de l'endroit où les excroissances se développent et de la gravité de la maladie.

La sclérose tubéreuse est souvent détectée pendant la petite enfance ou l'enfance. Certaines personnes atteintes de sclérose tubéreuse présentent des signes et des symptômes si bénins que la maladie n'est diagnostiquée qu'à l'âge adulte ou qu'elle n'est pas diagnostiquée. D'autres souffrent de graves handicaps.

Bien qu'il n'y ait pas de remède pour la sclérose tubéreuse et que l'évolution ou la gravité de la maladie ne puisse être prédite, des traitements sont disponibles pour gérer les symptômes.

Les symptômes de la sclérose tubéreuse sont causés par des excroissances non cancéreuses (tumeurs bénignes), dans certaines parties du corps, le plus souvent dans le cerveau, les yeux, les reins, le cœur, les poumons et la peau, bien que n'importe quelle partie du corps puisse être affectée. Les symptômes peuvent varier de légers à graves, selon la taille ou l'emplacement de la prolifération. Bien que les signes et symptômes soient uniques pour chaque personne atteinte de sclérose tubéreuse, ils peuvent inclure:

- *Des anomalies cutanées.* La plupart des personnes atteintes de sclérose tubéreuse ont des plaques de peau de couleur claire, ou elles peuvent développer de petites zones inoffensives de peau épaissie et lisse ou des bosses rougeâtres sous ou autour des ongles. Les excroissances faciales qui commencent dans l'enfance et ressemblent à de l'acné sont également courantes.

- *Des excroissances cérébrales* peuvent être associées à des convulsions, qui peuvent être le premier symptôme de la sclérose tubéreuse. Chez les jeunes enfants, un type courant de crise appelé spasme infantile se manifeste par des spasmes répétitifs de la tête et des jambes.

- *Des troubles cognitifs*. La sclérose tubéreuse peut être associée à des retards de développement et parfois à une déficience intellectuelle ou à des troubles d'apprentissage.

- *Des troubles psychiatriques*, **tels que le trouble du spectre autistique ou le trouble de déficit de l'attention / hyperactivité (TDAH), peuvent également survenir.**

- *Des problèmes comportementaux.* Les problèmes de comportement courants peuvent inclure l'hyperactivité, l'automutilation ou l'agressivité, ou des problèmes d'adaptation sociale et émotionnelle.

Des problèmes rénaux. La plupart des personnes atteintes de sclérose tubéreuse développent des excroissances non cancéreuses sur leurs reins, et elles peuvent développer d'autres excroissances en vieillissant.

Des problèmes cardiaques. Les excroissances dans le cœur, si elles sont présentes, sont généralement plus importantes à la naissance et diminuent à mesure que l'enfant grandit.

Des problèmes pulmonaires. Les excroissances qui se développent dans les poumons peuvent provoquer de la toux ou un essoufflement, en particulier lors de l'activité physique ou de l'exercice. Ces tumeurs pulmonaires bénignes surviennent plus souvent chez les femmes que chez les hommes.

Des anomalies oculaires. Les excroissances peuvent apparaître sous forme de taches blanches sur le tissu sensible à la lumière à l'arrière de l'œil (rétine). Ces excroissances non cancéreuses n'interfèrent pas toujours avec la vision.

Héritabilité. Environ un tiers des personnes atteintes de sclérose tubéreuse héritent d'un gène TSC1 ou TSC2 altéré d'un parent atteint de la maladie.

Syndrome de Phelan -McDermid

Le syndrome de délétion 22q13.3 (syndrome de délétion 22q13 ou syndrome de Phelan-McDermid) est un syndrome de micro-délétion chromosomique caractérisé par une hypotonie néonatale, un développement global retardé, une croissance normale ou accélérée, une élocution absente ou sévèrement retardée et une dysmorphie mineure.

La délétion se produit avec la même fréquence chez les hommes et les femmes et a été signalée dans des formes mosaïques et non mosaïques. En raison d'un manque de reconnaissance clinique et de tests de laboratoire souvent insuffisants, le syndrome est sous-diagnostiqué et sa véritable incidence reste inconnue. Les traits physiques communs au syndrome, comprennent de longs cils, des oreilles larges ou de formes inhabituelles, des mains relativement grandes, une dysplasie ongles des pieds, un front plein, une dolichocéphalie, des joues pleines, un nez bulbeux et un menton pointu.

Le comportement est autistique avec une diminution de la perception de la douleur et une mastication ou une mise à la bouche habituelles. La perte de 22q13.3 peut résulter d'une simple suppression, translocation, formation de chromosomes en anneau et changements affectant le bras long du chromosome 22, en particulier la région contenant le gène SHANK3.

Le diagnostic de syndrome de délétion 22q13 doit être envisagé dans tous les cas d'hypotonie, d'étiologie inconnue, et chez les individus avec un discours absent. Bien que la délétion puisse parfois être détectée par une analyse chromosomique à haute résolution, elle l'est aussi par une hybridation in situ par fluorescence. Le diagnostic différentiel comprend les syndromes associés à une hypotonie, un retard de développement, un retard de la parole et / ou un effet autistique tels que : le syndrome de Prader-Willi, le syndrome d'Angelman, le syndrome de Smith-Magenis, le syndrome de l'X, fragile, le syndrome de Sotos. Ainsi que les syndromes trichorhinophalangiens et vélocardiofaciaux, troubles du spectre autistique, et la paralysie cérébrale.

Un conseil génétique est recommandé et des études parentales doivent être envisagées pour identifier les réarrangements cryptiques et détecter le mosaïsme parental. Un diagnostic prénatal doit être proposé pour les futures grossesses dans les familles avec réarrangements héréditaires.

Les personnes avec délétion de 22q13 devraient avoir des examens de routine par le médecin ainsi que

des évaluations génétiques avec orientation vers des spécialistes en cas de problèmes neurologiques, gastro-intestinaux, rénaux ou autres problèmes systémiques soupçonnés.

Syndrome d'Alström

Le syndrome d'Alström est caractérisé par une dystrophie oculaire cônes-bâtonnets, une obésité, une déficience auditive neurosensorielle bilatérale progressive, une cardiomyopathie aiguë infantile et / ou une cardiomyopathie restrictive de l'adolescence ou de l'adulte, une résistance à l'insuline / diabète sucré de type 2 (DT2), des graisses maladie du foie (NAFLD) et maladie rénale chronique progressive.

La dystrophie cônes-bâtonnets se manifeste par une déficience visuelle progressive, une photophobie et un nystagmus débutant généralement entre la naissance et l'âge de 15 mois. De nombreux individus perdent toute perception de la lumière à la fin de leur deuxième décennie, mais une minorité conserve la capacité de lire en gros caractères dans la troisième décennie. Les enfants ont généralement un poids normal à la naissance mais développent une obésité tronculaire au cours de leur première année. La perte auditive neurosensorielle se présente au cours de la première décennie chez 70% des individus et peut évoluer vers la gamme sévère ou modérément sévère (40-70 dB) à la fin de la première et à la deuxième décennie. La résistance à l'insuline est généralement accompagnée des changements cutanés de l'acanthose, et passe au diabète sucré de type 2 (DT2), dans la majorité à la troisième décennie. Presque tous présentent une hypertriglycéridémie.

D'autres signes peuvent inclure des anomalies endocriniennes (hypothyroïdie, hypogonadisme hypo gonadotrope chez les hommes et hyperandrogénie chez les femmes), un dysfonctionnement urologique / instabilité du détrusor, une diminution progressive de la fonction rénale et une maladie hépatique. **Environ 20 % des personnes touchées ont un retard dans les étapes du développement précoce, le plus souvent dans la motricité globale et fine. Environ 30 % ont un trouble d'apprentissage.** Les troubles cognitifs (QI <70) sont très rares.

Une grande variabilité clinique est observée parmi les individus affectés, même au sein d'une même famille.

Syndromes cérébelleux (ataxies)

Les ataxies héréditaires sont un groupe de troubles génétiques caractérisés par une incoordination lentement progressive de la démarche et souvent associés à une mauvaise coordination des mouvements des mains, de la parole et des yeux. Il se produit fréquemment une atrophie du cervelet. Les ataxies héréditaires sont classées par mode d'hérédité et par gène (ou locus chromosomique) dans lequel se produisent des variantes pathogènes.

Diagnostic

Les formes héréditaires (génétiques) d'ataxie doivent être distinguées des nombreuses causes acquises (non génétiques) de l'ataxie. Les formes génétiques de l'ataxie sont diagnostiquées par les antécédents familiaux, l'examen physique, la neuroimagerie et les tests de génétique moléculaire.

Conseil génétique

Les ataxies héréditaires peuvent être héritées de manière autosomique dominante, autosomique récessive ou liée à l'X. Le conseil génétique et l'évaluation des risques dépendent de la détermination de la cause spécifique d'une ataxie héréditaire chez un individu.

Prise en charge

Traitement des manifestations : cannes, déambulateurs et fauteuils roulants pour l'ataxie de la marche ; utilisation de dispositifs spéciaux pour aider à l'écriture manuscrite, au boutonnage et à l'utilisation d'ustensiles de cuisine ; orthophonie et/ou appareils informatiques pour les personnes souffrant de dysarthrie et de graves troubles de la parole.

Prévention des manifestations primaires : **À l'exception de la thérapie à la vitamine E pour l'ataxie avec carence en vitamine E, il n'existe pas de traitement spécifique pour l'ataxie héréditaire.**

Syndrome d'Aicardi-Goutières

Le syndrome d'Aicardi-Goutières (SAG) se manifeste par une encéphalopathie à début précoce qui entraîne généralement, mais pas toujours, une déficience intellectuelle et physique sévère.

Un sous-groupe de nourrissons atteints de SAG présente à la naissance des signes neurologiques anormaux, une hépatosplénomégalie, des enzymes hépatiques élevées et une thrombocytopénie, un tableau très évocateur d'une infection congénitale. Sinon, la plupart des nourrissons atteints le SAG, présentent à des moments variables, après les premières semaines de vie, souvent après une période de développement apparemment normal. En règle générale, ils démontrent l'apparition subaiguë d'une encéphalopathie sévère caractérisée par une irritabilité extrême, des pyrexies stériles intermittentes, une perte de compétences et un ralentissement de la croissance de la tête. Au fil du temps, jusqu'à 40% d'entre eux développent des lésions cutanées d'engelures sur les doigts, les orteils et les oreilles. Il devient évident qu'il existe des cas atypiques, parfois plus bénins, de SAG, et donc la véritable étendue du phénotype associé aux variants pathogènes dans les gènes liés au SAG n'est pas encore connue.

Le diagnostic de SAG est établi dans un proband avec des signes cliniques typiques et des anomalies caractéristiques au scanner crânien (calcification des noyaux gris centraux et de la substance blanche) et à l'IRM (changements leucodystrophiques) et / ou par identification de l'un des éléments suivants :

- *Traitement des manifestations* : physiothérapie thoracique et traitement des complications respiratoires ; attention au régime et aux méthodes d'alimentation pour assurer un apport calorique adéquat et éviter l'aspiration ; gestion des crises selon les protocoles standards.

- *Surveillance des signes de diabète insipide pendant la période néonatale* ; répéter les examens ophtalmologiques au moins pendant les premières années de vie pour évaluer les signes de glaucome ; surveillance des signes de scoliose, de diabète sucré insulino-dépendant et d'hypothyroïdie.

Le SAG est le plus souvent héréditaire de manière autosomique récessive ; dans quelques cas, la maladie peut résulter de variants pathogènes autosomiques dominants spécifiques *de novo* ou hérités dans ADAR ou TREX1, et une variété de variants pathogènes autosomiques dominants hétérozygotes dans IFIH1. À la conception, chaque fratrie d'un individu atteint d'AGS autosomique récessif a 25% de chances d'être touchée, 50 % de chances d'être un porteur asymptomatique et 25 % de chances d'être indemne et non porteuse. Les personnes atteintes d'AGS ne se reproduisent généralement pas. Une fois que les variantes pathogènes ont été identifiées chez un membre de la famille affecté, le dépistage des porteurs pour les parents à risque, le dépistage prénatal d'une grossesse à risque accru de SGA et les tests génétiques préimplantatoires sont des options possibles.

Dans sa forme la plus caractéristique, le syndrome SAG peut être considéré comme une encéphalopathie précoce associée à une déficience intellectuelle et physique importante.

Caractéristiques cliniques

- Encéphalopathie et/ou déficience intellectuelle importante
- Microcéphalie acquise au cours de la première année de vie
- Dystonie et spasticité
- Pyrexies stériles
- Hépatosplénomégalie
- Lésions d'engelure sur les pieds, les mains, les oreilles et parfois des marbrures plus généralisées de la peau.

Syndrome de Bardet-Biedl

Le SBB est une maladie génétique ; l'hérédité est traditionnellement considérée comme autosomique récessive, bien que des exceptions notables existent, selon lesquelles le SBB peut être un trouble oligogénique *(*deux ou un petit nombre de gènes impliqués*)*. La prévalence du SBB varie nettement entre les populations ; de 1 : 160 000 en Europe du Nord, à 1 :13 500 et 1 :17 5000, respectivement, dans des communautés au Koweït et à

Terre-Neuve, où un niveau plus élevé de la consanguinité prévaut.

Le phénotype SBB évolue lentement tout au long de la première décennie de la vie, bien qu'il existe une variabilité considérable. En conséquence, la plupart des patients sont diagnostiqués à la fin de l'enfance ou au début de l'âge adulte. La polydactylie est commune et peut être la seule caractéristique dysmorphique évidente à la naissance. Elle peut affecter les quatre membres ou seulement les membres supérieurs ou inférieurs et peut survenir en conjonction avec la brachydactylie et/ou la syndactylie.

Le SBB est le développement de la dystrophie bâtonnets-cônes. Cela se présente comme une rétinite pigmentaire atypique avec atteinte de la vision nocturne allant jusqu'à la cécité nocturne. De nombreuses variantes du phénotype ophtalmologique dans le SBB ont été décrits et certains patients développent la séquence inverse d'événements pathologiques avec perte précoce de photorécepteurs coniques suivis par des photorécepteurs en bâtonnets. L'électro-rétinographie est l'investigation de choix et peut montrer des changements précoces au cours des deux premières années de vie, bien que des changements significatifs soient rarement visibles avant l'âge de cinq ans.

Les symptômes se développent généralement au cours de la première décennie de la vie et la plupart des patients sont aveugles à la deuxième ou troisième décennie, bien que des formes modérées de la maladie existent. D'autres anomalies oculaires telles que les cataractes et les erreurs de réfraction sont également répandues dans le SBB.

L'obésité est une autre découverte clinique majeure et l'incidence est de 70 à 85 % dans la population du SBB. Le poids à la naissance se situe généralement dans la plage normale, bien qu'il y ait des preuves d'une distribution asymétrique vers les centiles supérieurs. Un tiers de ceux qui ont un poids normal à la naissance développent l'obésité à l'âge d'un an. Bien que l'obésité chez les adultes ait tendance à être tronculaire, elle semble répandue et diffuse dans l'enfance.

Le développement du diabète de type 2 est très répandu chez les patients. L'hypogonadisme peut se manifester par un retard de la puberté ou un hypogénitalisme chez les hommes et des anomalies génitales chez les femmes. Une grande variété de malformations génitales a été observée chez les femmes, contribuant aux faibles taux de fécondité dans le SBB. Les mâles sont presque invariablement stériles.

Le retard de développement et le déficit cognitif sont courants dans le SBB.

On rapporte souvent que les enfants atteints de SBB ont un comportement labile avec explosions de frustration. Beaucoup préfèrent avoir une routine fixe et peuvent avoir des éléments de comportement obsessionnel compulsif et de manque de dominance sociale. D'autres ont un phénotype comportemental plus sévère et développent un trouble du spectre autistique ou une psychose.

Les anomalies rénales peuvent être une cause majeure de morbidité et mortalité dans le SBB. Le phénotype rénal est variable mais classiquement se manifeste par une maladie tubulaire kystique et des malformations anatomiques. Les défauts de concentration urinaire sont répandus même chez les patients ayant une fonction rénale presque normale et pas de kystes importants.

Un déficit de la parole a été rapporté chez 60 % des patients. Il consiste en un discours nasal aigu et les enfants ne peuvent souvent pas, développer un discours intelligible avant l'âge de quatre ans. Il a été suggéré une substitution de la première consonne d'un mot, peut-être. Les troubles de la parole peuvent être compliqués par une perte de l'audition, qui est rapportée chez 17 à 21 % des patients. La plupart des patients souffrent d'une perte auditive de transmission secondaire à une otite moyenne chronique. Le retard de la parole chez les enfants atteints de SBB est généralement sensible à l'orthophonie.

L'implication d'autres systèmes organiques tels que le cœur et système gastro-intestinal est également observée. Le type d'anomalies cardiaques observées dans le SBB est très variable. Les anomalies cardiaques comprennent les sténoses valvulaires, la persistance du canal artériel et des cardiomyopathies. L'atteinte hépatique varie de fibrose à dilatation kystique du canal biliaire, intrahépatique et voies extra hépatiques.

Le SBB est une ciliopathie, c'est-à-dire que des cils primaires sont présents à la surface de la quasi-totalité des cellules différenciées de l'organisme, à l'exception des hépatocytes et de certaines cellules des lignées lymphoïdes et myéloïdes. Chaque cellule ne comporte qu'un cil primaire, formé à partir du centriole père du centrosome. Celui-ci fonctionne comme une sorte d'antenne pour la cellule qui peut capter les signaux venant de l'extérieur et moduler certaines voies de signalisation. Un dysfonctionnement de ces cils peut être à l'origine de nombreux problèmes de développement regroupés sous le terme « ciliopathies ». La dernière décennie a vu une expansion rapide de la recherche sur ce syndrome, qui a abouti à la découverte de 16 gènes du SBB représentant environ 80% des SBB cliniquement diagnostiqués. Outre les chevauchements phénotypiques présentés entre les ciliopathies, il existe une nouvelle preuve suggérant que les gènes mutés dans le SBB et d'autres ciliopathies présentent un certain chevauchement génétique.

Syndrome de Cornelia de Lange

Le syndrome de Cornelia de Lange est caractérisé par une dysplasie ulnaire (du coude), un hirsutisme facial avec une synophridie (synophris) (monosourcil qui est une présentation rare de l'implantation pilaire de la région inter sourcilière, caractérisée par la confluence des deux sourcils à la base du nez), et une petite stature. Le diagnostic peut être prénatal basé sur les résultats échographiques de la croissance retard : défauts des membres, hirsutisme et diaphragmatique hernie.

Etiologie

L'incidence du syndrome de Cornelia de Lange a été estimé entre 1 sur 10 000 et 1 sur 30 000 des nouveau-nés. La plupart des cas sont sporadiques, bien que certaines familles démontrent une dominance autosomique. Un hétérozygote mutation dans le gène NIPBL, qui code pour un composant du complexe de cohésion, sur le chromosome La 5p13.1, est responsable dans 50 à 60 % des cas. **D'autres mutations génétiques identifiées sont liées à l'X** ou des variantes plus légères du syndrome de Cornelia de Lange incluent SMC1A, SMC3, RAD21 et HDAC8.

Phénotypes cliniques

Il s'agit d'un syndrome de malformations multi systémiques, qui a une variation phénotypique très large. Le diagnostic de la plupart des enfants est généralement évident à la naissance, mais en raison de la large variation phénotypique clinique, les formes plus douces des syndromes ne sont souvent pas reconnues, les traits les plus caractéristiques concernent les mains et le visage curieux. **Les enfants gravement atteints ne parviennent pas à s'épanouir et présentent un développement mental**

important. Les problèmes précoces courants comprennent les difficultés d'alimentation, des convulsions, de l'irritabilité, un cri rauque profond et évident, des anomalies des membres.

Anomalies des membres supérieurs

La dysplasie cubitale du membre supérieur est la plus fréquente dans le syndrome de Cornelia de Lange. Les phénotypes varient d'une absence partielle à complète du cubitus, dysplasie radiale et synostose huméroradiale. La main la plus caractéristique est l'hypoplasie sur les côtés ulnaire et radial. Les pouces manquent de musculature thénarienne, et dans la littérature pédiatrique ils sont appelés « pouces d'implantation proximale ». La maturation squelettique est retardée.

Il y a une caractéristique du profil métacarpien dans lequel le premier chiffre est plus court que les autres, et les deuxième et cinquième sont plus courts que le troisième et le quatrième. La phalange médiane du l'index est toujours hypoplasique. Une phocomélie et un ptérygion antécubital peuvent être présents, une condition que l'on appelle vulgairement « les appendices de poulet en forme d'ailes ». Chez ces enfants, la posture des membres implique généralement un coude raide en extension et un poignet fléchi avec déviation ulnaire, la contracture en flexion du coude non résoluble.

De plus, le mouvement de l'articulation glénohumérale est généralement limité. Ces contractures sont présentes à la naissance et persistent sans chirurgie. Le membre controlatéral peut être normal mais est généralement affecté.

Anomalies musculosquelettiques

Le syndrome de Cornelia de Lange comprend la syndactylie des orteils, l'hypoplasie des orteils, l'absence de tibia, une micromélie.

Anomalies crâniofaciales

Les traits du visage dans le syndrome de Cornelia de Lange sont distincts et le diagnostic est généralement fait facilement. La brachycéphalie et les synophris sont des caractéristiques présentes chez tous ces enfants. Les caractéristiques communes incluent également, des excès de poils du visage et un hirsutisme généralisé, des longs cils bouclés des paupières supérieures et inférieures, et des lignes de poils, antérieures et postérieures. Une microcéphalie, des petites dents largement espacées avec éruption retardée, des lèvres supérieures minces, des coins déprimés de la bouche. Les examens ophtalmologiques comprennent un ptosis, un nystagmus, et de la myopie. La perte auditive est généralement secondaire à une otite.

Anomalies viscérales

Les patients souffrent fréquemment de reflux gastro-œsophagien et de sténose pylorique. Une maladie cardiaque congénitale, comprenant une sténose pulmonaire valvulaire ou un shunt de gauche à droite, peut être présent. Les anomalies urogénitales comprennent des anomalies structurelles des reins et des voies urinaires, et une hypoplasie des organes génitaux masculins avec testicules non descendus, et hypospadias. **Les manifestations neurologiques courantes comprennent le retard mental, le retard du langage et l'hypertonicité.**

Syndrome de Dravet

Le syndrome de Dravet (anciennement connu sous le nom « d'épilepsie myoclonique sévère du nourrisson ») a été décrit pour la première fois par Charlotte Dravet en 1978. Il s'agit d'un syndrome d'épilepsie à début précoce, résistant au traitement, qui se présente généralement au cours de la première année de vie. L'incidence du syndrome de Dravet est estimée à 1 pour 22 000 à 40 000 et affecte les hommes deux fois plus souvent que les femmes. Il provoque généralement une encéphalopathie épileptique.

L'apparition des crises survient avec des crises hémi cloniques prolongées, fébriles et afébriles ou cloniques généralisées chez des enfants auparavant en bonne santé. Elles peuvent être associés à des vaccinations ou à une hyperthermie, y compris au cours d'un bain chaud. Les mois suivants, les personnes touchées subissent des convulsions fébriles et afébriles récurrentes qui affectent souvent les côtés alternés du corps. **Entre un et quatre ans, d'autres types de crises se développent, notamment des épisodes d'absences myocloniques et atypiques, des crises focales et des crises tonico-cloniques généralisées.** Les crises focales, avec ou sans altération de la conscience, peuvent être associées à des caractéristiques autonomes importantes telles que la pâleur, la cyanose et la bave, et peuvent évoluer vers une crise convulsive focale motrice ou bilatérale. On rapporte que les crises toniques sont rares dans le syndrome de Dravet. Chez certains individus, les crises myocloniques ne se développent pas et d'autres types de crises, en particulier les crises focales ou multifocales, sont prédominantes.

Antécédents familiaux d'épilepsie / convulsions fébriles

Des antécédents familiaux d'épilepsie ou de convulsions fébriles ont été observés chez 15 à 35 % des personnes atteintes du syndrome de Dravet, et le phénotype le plus courant observé chez les parents atteints est l'épilepsie génétique avec convulsions fébriles. Un syndrome de Dravet a été rapporté chez des jumeaux monozygotes et rarement chez des jumeaux dizygotes. Il existe également de rares rapports, faisant état d'au moins deux enfants atteints dans la même famille. L'observation d'une histoire familiale de convulsions fébriles et d'épilepsie chez les personnes atteintes du syndrome de Dravet et de mutations *de novo* dans SCN1A suggère que le mode d'hérédité est polygénique et que d'autres gènes modificateurs tels que SCN9A contribuent au phénotype

Physiopathologie du syndrome de Dravet

Plusieurs mécanismes physiopathologiques ont été rapportés dans le syndrome de Dravet, et **le plus accepté est « l'hypothèse des interneurones », où les mutations SCN1A entraînent une inhibition des interneurones inhibiteurs gabaergiques, entraînant une excitation excessive.** Des études utilisant des modèles impliquant des neurones de cellules souches pluripotentes induites d'origine humaine suggèrent que les neurones inhibiteurs gabaergiques et les neurones excitateurs glutamatergiques dans le cerveau antérieur des patients atteints du syndrome de Dravet sont hyperexcitables avec une densité de courant de sodium accrue, entraînant globalement une hyperexcitabilité du réseau.

Syndrome de Kabuki

Le syndrome de Kabuki est une maladie rare qui affecte plusieurs parties du corps. Il est présent dès la naissance. Les symptômes et la gravité spécifique peuvent varier. **Les traits comprennent souvent une apparence faciale caractéristique ; des anomalies squelettiques, une petite taille, des malformations cardiaques, et une déficience intellectuelle.**

D'autres signes et symptômes peuvent inclure des convulsions, une microcéphalie, un faible tonus musculaire (hypotonie), des problèmes oculaires, une fente palatine et des problèmes dentaires. Divers autres problèmes de santé peuvent également survenir. Le syndrome de Kabuki est le plus souvent causé par une mutation du gène KMT2D et hérité de manière autosomique dominante. **Certains cas sont dus à une mutation du gène KDM6A et sont hérités d'une manière dominante liée à l'X.**

Symptômes

Le syndrome de Kabuki est présent dès la naissance (il est congénital). Les personnes atteintes du syndrome de Kabuki ont des traits du visage similaires et caractéristiques. Ceux-ci incluent les sourcils arqués ; des yeux écarquillés qui sont souvent inclinés vers le haut ; cils longs et épais ; une teinte bleue au blanc des yeux (sclères bleues) ; des oreilles proéminentes ; le bas de la bouche est tombant ; et le bout du nez déprimé. Les personnes atteintes du syndrome de Kabuki peuvent également avoir une fente labiale ; un palais très arqué ou fendu ; et des dents irrégulières largement espacées.

La plupart des personnes atteintes du syndrome de Kabuki ont une déficience intellectuelle légère à modérée, bien que cela varie considérablement. Le retard précoce de la parole et du langage est courant et certaines difficultés liées au langage persistent généralement.

D'autres problèmes médicaux peuvent également être présents. Les malformations cardiaques congénitales sont courantes. Les anomalies squelettiques peuvent inclure un petit doigt courbé (clinodactylie) ; anomalies de la colonne vertébrale ; et des luxations articulaires. Les personnes atteintes ont souvent un faible tonus musculaire (hypotonie), des difficultés d'alimentation et une microcéphalie. Des problèmes de vision et d'audition peuvent également être présents. Certains enfants atteints sont plus sensibles aux infections, en particulier aux otites.

Causes

Le syndrome de Kabuki est une maladie génétique qui peut être causée par une mutation du gène KMT2D (jusqu'à 80% des cas) ou du gène KDM6A. Chez certaines personnes atteintes du syndrome de Kabuki, la cause est inconnue.

Le gène KMT2D donne à l'organisme des instructions pour fabriquer une enzyme appelée méthyltransférase 2D spécifique à la lysine, qui est présente dans de nombreuses parties du corps. Cette enzyme modifie les protéines appelées histones, qui se fixent à l'ADN et donnent leur forme aux chromosomes. En ajoutant une molécule appelée groupe méthyle aux histones (un processus appelé méthylation), l'enzyme aide à contrôler l'activité de certains gènes. Il semble activer certains gènes importants pour le développement.

Le gène KDM6A donne à l'organisme des instructions pour fabriquer une enzyme appelée déméthylasse 6A spécifique à la lysine. Cette enzyme aide à éliminer les groupes méthyle de certaines histones. Comme la méthyltransférase 2D spécifique de la lysine, cette enzyme aide également à contrôler l'activité de certains gènes. La recherche suggère que les deux enzymes fonctionnent ensemble. Les mutations de l'un ou l'autre de ces gènes entraînent l'absence de l'enzyme associée, ce qui perturbe la méthylation des histones et entrave l'activation de certains gènes nécessaires au développement normal.

Héritabilité

Le syndrome de Kabuki est le plus souvent causé par une mutation du gène KMT2D, qui est hérité de manière autosomique dominante. Cela signifie que le fait d'avoir une mutation dans une seule copie du gène responsable dans chaque cellule suffit à provoquer des caractéristiques de la maladie. **Lorsqu'une personne avec une mutation qui cause une maladie autosomique dominante a des enfants, chaque enfant a 50 % (1 sur 2) de chances d'hériter de cette mutation.**

Certains cas sont causés par des mutations du gène KDM6A, héritées d'une manière dominante liée à l'X. **Cela signifie que le gène responsable de la maladie est situé sur le chromosome X et qu'il suffit d'avoir une seule copie mutée du gène pour provoquer la maladie.**

Parce que les hommes n'ont qu'un seul chromosome X (et un chromosome Y) et que les femmes ont deux chromosomes X, les conditions dominantes liées à l'X affectent différemment les hommes et les femmes. Les hommes et les femmes peuvent avoir une maladie dominante liée à l'X. Cependant, comme les hommes n'ont pas de deuxième copie fonctionnelle du gène (comme les femmes), ils ont généralement une maladie plus grave que les femmes.

Si un père a le gène muté lié à l'X :

- toutes ses filles hériteront du gène muté (elles recevront toutes son chromosome X)

- aucun de ses fils n'héritera du gène muté (ils n'hériteront que de son chromosome Y)

Si une mère a le gène muté lié à l'X, chacun de ses enfants (hommes et femmes) a 50 % de chances d'hériter du gène muté.

Syndrome de Lowe

Le syndrome de Lowe se caractérise par des problèmes de vision, notamment une opacification du

cristallin (cataracte) présente à la naissance, des problèmes rénaux qui se développent généralement au cours de la première année de vie et des anomalies cérébrales associées à une déficience intellectuelle. Le syndrome de Lowe est une maladie génétique liée à l'X.

Signes et symptômes

Les garçons atteints du syndrome de Lowe ont des cataractes présentes à la naissance dans chaque œil (détectables par échographie à haute résolution avant la naissance dans les cas suspects). A de très rares exceptions près, ceux-ci nécessitent une intervention chirurgicale tôt dans la vie, dès que la santé permet une anesthésie pour la réaliser. Mais même dans des circonstances optimales, les acuités visuelles sont rarement meilleures que 2/10. Environ la moitié des yeux développeront une pression élevée dans l'œil (glaucome) qui peut endommager le nerf optique et conduire à la cécité si elle n'est pas contrôlée. Les nourrissons atteints du syndrome de Lowe ont un faible tonus musculaire (hypotonie) à la naissance et un développement moteur retardé. Presque tous les garçons atteints du syndrome de Lowe ont une déficience développementale et intellectuelle qui peut aller de légère (~ 10 % -25 %) à sévère (~ 50 % -65 %). **Des convulsions surviennent chez environ la moitié des personnes âgées de six ans et des problèmes de comportement sont présents chez certains garçons atteints du syndrome de Lowe.** Une fraction des hommes atteints développe des excroissances sur la cornée d'un ou des deux yeux appelées chéloïdes à la fin de l'enfance et à l'adolescence. Ces excroissances sont progressives et peuvent conduire à la cécité.

Le problème rénal associé au syndrome de Lowe est appelé dysfonctionnement tubulaire proximal de type Fanconi. Cette anomalie entraîne la perte de certaines substances (acides aminés, bicarbonates et phosphates) dans l'urine qui est normalement filtrée avant l'excrétion dans l’urine réabsorbée par l'organisme. Cependant, la fuite d'acides aminés dans l'urine commence rarement avant la fin de la première année de vie, retardant parfois le diagnostic. Les glomérules rénaux commencent à dysfonctionner chez les garçons atteints du syndrome de Lowe après 10 ans. L'insuffisance rénale est lente et progressive et se traduit par une espérance de vie réduite d'environ 30 à 40 ans.

Les autres signes fréquents chez les garçons atteints du syndrome de Lowe, sont une petite taille, des kystes dentaires, une formation anormale de dentine des dents, des kystes cutanés et une carence en vitamine D pouvant entraîner des os mous, ainsi que des modifications du squelette (rachitisme), des fractures osseuses, une scoliose et des maladies articulaires dégénératives. Certains patients présentent une diathèse hémorragique retardée après intervention chirurgicale, caractérisée par une hémostase normale et la formation de caillots, suivie quelques heures plus tard par une récidive soudaine des saignements. Cela peut être une considération importante pour toute intervention chirurgicale, mais en particulier pour la chirurgie de la cataracte et la chirurgie du glaucome dans lesquelles un saignement à l'intérieur de l'œil peut avoir des conséquences considérables.

Causes

Le syndrome de Lowe est une maladie génétique liée à l'X causée par une mutation du gène OCRL qui entraîne une activité réduite de l'enzyme OCRL phosphatidylinositol polyphosphate 5-phosphatase.

Environ un tiers des hommes atteints présentent une nouvelle mutation du gène ; chez la plupart des autres, le trouble est hérité d'une mère qui est porteuse génétique de la maladie. **Aucun homme atteint du syndrome de Lowe n'a été signalé comme ayant des enfants**.

Populations affectées

Le syndrome de Lowe est une maladie génétique rare qui survient presque exclusivement chez les hommes. La prévalence est estimée entre 1 et 10 hommes pour 1 000 000 d'habitants. Cette maladie a été signalée en Amérique du Nord et du Sud, en Europe, au Japon et en Inde.

Diagnostic

Le syndrome de Lowe est diagnostiqué lorsqu'une activité réduite de l'enzyme phosphatidylinositol polyphosphate 5-phosphatase OCRL est démontrée dans des cellules cutanées cultivées (fibroblastes). Des tests de génétique moléculaire pour les mutations du gène OCRL sont également disponibles et détectent avec précision plus de 95% des hommes affectés.

Syndrome MED13L

Le gène MED13L de type sous-unité complexe 13 (MIM * 608771, **précédemment connu sous le nom de THRAP2, PROSIT240, TRAP240L et KIAA1025) est l'un des gènes liés à la pathogenèse de formes cyanotiques plus sévères de cardiopathie congénitale non syndromique, y compris transposition des grandes artères (d-TGA ; MIM # 608808) et autres anomalies cardiaques congénitales complexes.** Le gène MED13L code une sous-unité du complexe médiateur qui fonctionne comme un coactivateur transcriptionnel pour presque tous les ARN gènes dépendants de la polymérase II.5–8 MED13 (et probablement MED13L). Il lie l'activité complexe du médiateur régulant la kinase cycline-dépendante (CDK8) au médiateur central et régule ainsi également l'activité complexe.

L'implication de MED13L dans les malformations cardiaques congénitales, en particulier dans le d-TGA isolé, a été montré pour la première fois dans une étude signalant une interruption de ce gène ainsi que trois faux-sens variantes chez quatre patients. Les variantes hétérozygotes de MED13L ont été décrit chez un petit nombre de patients présentant une dysmorphie caractéristique, retard de développement et anomalies cardiaques complexes. Sur la base de ces résultats, MED13L est actuellement considéré comme une cause à un seul gène de malformations cardiaques cyanotiques complexes. Deux patients avec déficience intellectuelle non syndromique (DI) et MED13L homozygote des variantes génétiques ont été récemment signalés. Malgré les connaissances que les mécanismes moléculaires communs peuvent provoquer un cœur congénital, des maladies neurodéveloppementales, des complications d'une malformation cardiaque congénitale. D'éventuelles interventions chirurgicales sont responsables d'un retard de développement plus tard dans de nombreux cas.

Syndrome de Noonan

Le syndrome de Noonan est une maladie génétique avec de multiples anomalies congénitales. Elle se caractérise par une cardiopathie congénitale, une petite

taille, un cou large et palmé, une déformation sternale, un degré variable de retard de développement, une cryptorchidie, une tendance accrue aux saignements et des traits du visage caractéristiques qui évoluent avec l'âge. Les tests de génétique moléculaire peuvent confirmer le diagnostic dans la plupart des cas, ce qui a des implications importantes pour le conseil génétique. Les médecins doivent savoir comment diagnostiquer le syndrome de Noonan, car les patients qui en souffrent doivent être surveillés pour un grand nombre de problèmes de santé potentiels. **Des lignes directrices adaptées à l'âge pour la prise en charge du syndrome de Noonan sont disponibles.**

Le syndrome de Noonan est caractérisé par une expressivité variable marquée, ce qui rend difficile l'identification des individus légèrement atteints. L'incidence est d'une naissance vivante sur 1 000 à 2 500 pour un phénotype sévère, mais les cas bénins peuvent être aussi fréquents qu'une naissance vivante sur 100. La récurrence familiale est compatible avec un mode de transmission autosomique dominant, mais les mutations *de novo* sont plus fréquentes, ce qui représente pour 60% des cas. Il n'y a pas de prédilection connue pour la race ou le sexe.

Présentation clinique

Le diagnostic du syndrome de Noonan dépend principalement de l'identification des signes cliniques caractéristiques. Le spectre clinique chez les enfants est bien décrit, mais peu d'études ont examiné les complications médicales chez les adultes.

Les anomalies prénatales non spécifiques courantes chez les patients atteints du syndrome de Noonan comprennent une augmentation de la clarté nucale. La clarté nucale désigne un petit espace situé à l'arrière de la nuque de l'embryon. Parce qu'elle est anormalement élargie chez les fœtus porteurs d'une anomalie chromosomique, sa mesure échographique est utilisée dans le cadre du dépistage précoce de la trisomie 21), un hydramnios et une triple anomalie sérique maternelle anormale (α-Sur, gonadotrophine chorionique humaine et estriol non conjugué). L'anomalie morphologique fœtale la plus fréquente est l'hydrothorax. Le diagnostic des anomalies cardiaques est rarement posé avant la naissance. Le diagnostic de syndrome de Noonan doit être envisagé chez tous les fœtus ayant un caryotype normal et une clarté nucale accrue, en particulier lorsqu'une anomalie cardiaque, un hydramnios et/ou des épanchements multiples sont observés.

Jusqu'à récemment, le diagnostic était posé uniquement sur la base des caractéristiques cliniques, mais les tests génétiques moléculaires peuvent fournir une confirmation dans 70 % des cas. Le syndrome de Noonan est causé par des mutations de la voie RAS/protéine kinase activée par un mitogène (MAPK), qui est essentiel pour la différenciation, la croissance et la sénescence du cycle cellulaire. Environ la moitié des mutations connues se trouvent dans le gène non récepteur de la protéine tyrosine phosphatase, type 11 (PTPN 11).

Conseil génétique

La plupart des cas sont sporadiques. Dans les cas familiaux, la transmission autosomique dominante est confirmée. Le risque de développer le syndrome de Noonan chez le frère ou la sœur d'une personne affectée est de 50 % si le parent est affecté, mais est inférieur à 1 % si le parent n'est pas affecté. Le risque de transmission à la progéniture d'un individu atteint est de 50 %.

Syndrome de Rubinstein-Taybi

Le syndrome de Rubinstein-Taybi se caractérise par un développement lent de la taille et du poids, une microcéphalie, des traits du visage dysmorphiques, des pouces larges et des gros orteils. Le développement prénatal est normal, avec des paramètres de croissance moyens ou quasi normaux à la naissance. Les courbes de croissance approchent généralement les limites inférieures de la normalité, au cours de la première période postnatale, reflétant principalement une hypo-alimentation exacerbée par un reflux gastro-œsophagien. Par la suite, la tendance au surpoids ou à l'obésité (plus précoce chez les hommes que chez les femmes) peut être observée à l'adolescence. Des courbes de croissance spécifiques et récemment révisées sont essentielles pour une évaluation appropriée de la croissance des individus affectés.

Les traits du visage sont principalement caractérisés par une racine des cheveux frontale basse, des sourcils arqués/épais, une inclinaison des fentes palpébrales, un nez à bec proéminent avec une columelle(zone séparant les deux narines) sous les ailes du nez, des oreilles dysplasiques et basses, un palais arqué, une micrognathie légère, des anomalies dentaires (modification de la conformation, malocclusion et surpeuplement des dents) et un sourire atypique (« grimaçant ») avec les yeux presque complètement fermés. Les pieds et les mains présentent généralement un index élargi et une clinodactylie du cinquième doigt, tandis qu'une polydactylie avec des pouces et des premiers orteils bifides est rarement observée.

D'autres anomalies squelettiques comprennent des pouces en abduction, des anomalies vertébrales, une laxité ligamentaire, une inflammation aseptique sévère et prolongée de la tête fémorale, des anomalies similaires à la maladie de Perthes (3 %), et parfois un glissement épiphysaire du capital fémoral. En particulier, un risque élevé d'anomalies des vertébrales cervicales a été rapporté, avec une possible sténose à la jonction cranio-vertébrale, pouvant provoquer une myélopathie. Problèmes neuroradiologiques complexes incluant une dysgénésie du corps calleux. Des anomalies cérébro-vasculaires telles que la dissection spontanée des artères supra-aortiques et un infarctus cérébral par anévrisme disséquant de l'artère cérébrale antérieure ont également été rapportées. Cependant, n'importe quel organe peut être affecté chez les patients atteints du syndrome de Rubinstein-Taybi. Les malformations, problèmes médicaux et complications possibles comprennent :

- une surdité de transmission et/ou de perception, otites moyennes récidivantes, infections respiratoires récidivantes, déficits immunitaires,

-des anomalies non spécifiques de l'électroencéphalographie (EEG) et convulsions,

-une cataracte, un colobome unilatéral ou bilatéral de l'iris/rétinien/nerf optique (9-11 %), un glaucome, des obstructions du canal lacrymal (38-47 %), des erreurs de réfraction (41-56 %) et un strabisme (60-71 %),

-des problèmes dentaires : cuspides du talon (73 %), hypoplasie de l'émail et nombre de dents anormal,

-des cardiopathies congénitales : communication interauriculaire, communication interventriculaire, persistance du canal artériel, coarctation de l'aorte, sténose pulmonaire, valve aortique bicuspide, pseudotronc, sténose aortique, dextrocardie, anneaux vasculaires et troubles de la conduction (24-38 %).

La période néonatale des personnes atteintes du syndrome de Rubinstein-Taybi est généralement caractérisée par une hypotonie et un retard du développement psychomoteur, avec des degrés variables de déficience intellectuelle. Par exemple, le quotient intellectuel (QI) des patients présentant un syndrome de Rubinstein-Taybi en période néonatale varie généralement de 25 à 79 (moyenne : 36-51). **De plus, bien que les patients avec un syndrome de Rubinstein-Taybi présentent généralement des troubles du comportement, des sautes d'humeur ; enfin des troubles obsessionnels compulsifs peuvent être observés, en particulier à l'âge adulte.**

Transition et soins à l'âge adulte

Plus de 90 % des personnes atteintes du syndrome de Rubinstein-Taybi survivent jusqu'à l'âge adulte, et les soins de santé pour ces patients sont particulièrement complexes.

Approches diagnostiques

Les personnes suspectées du syndrome de Rubinstein-Taybi doivent être évaluées par des généticiens pédiatriques compétents en dysmorphologie. Un certain nombre de techniques moléculaires sont largement utilisées dans les analyses génétiques du syndrome de Rubinstein-Taybi. Parmi les tests, l'analyse du caryotype peut montrer de rares anomalies cytogénétiquement visibles (translocations, inversions ou délétions). Bien que le résultat soit généralement normal, cette évaluation doit dans tous les cas être effectuée pour identifier d'éventuels réarrangements.

Corrélations génotype-phénotype

On sait peu de choses sur les corrélations génotype-phénotype du syndrome de Rubinstein-Taybi. Un phénotype sévère a été rapporté chez les patients avec de grandes délétions, mais d'autres études ne montrent pas cette association génotype-phénotype. Cependant, une association entre un QI très bas et des caractéristiques autistiques avec de grandes délétions est possible.

Syndrome de Sjögren-Larson

Le syndrome de Sjogren-Larsson (SSL) est une maladie neurocutanée autosomique récessive causée par des mutations du gène ALDH3A2 qui code l'aldéhyde déshydrogénase. Le déficit enzymatique entraîne l'accumulation d'aldéhydes et d'alcools aliphatiques à longue chaîne.

La maladie a été décrite pour la première fois il y a cinquante ans par Sjogren dans le nord de la Suède. La transmission autosomique récessive de la maladie a été établie dans la monographie rédigée par Sjogren et Larsson. La prévalence estimée en Suède, où le plus grand nombre de patients a été identifié, est d'environ un sur 250 000. Cependant, le syndrome a été décrit dans le monde entier. Le diagnostic nécessite la mesure de l'activité de cet aldéhyde déshydrogénase dans les fibroblastes cultivés ou l'analyse des mutations du gène codant. La carence en acide gras aldéhyde déshydrogénase provoque une accumulation d'alcools gras et d'aldéhydes gras, entraînant une altération de l'intégrité de la membrane cellulaire affectant principalement la peau, les yeux et le système nerveux central. **Le trouble est défini par la triade classique des symptômes, ichtyose, retard mental et paraparésie spastique.** Les critères supplémentaires incluent la naissance prématurée, le prurit et la dystrophie maculaire, la leuco-encéphalopathie et les convulsions. Les voies biochimiques et les anomalies génétiques sous-jacentes à la pathogenèse de ce trouble ont été démêlées par des recherches ciblées et continues ouvrant la voie à de nouvelles stratégies de traitement.

Naissances prématurées

L'accouchement prématuré est courant chez les patientes atteintes du SSL. Ceci est probablement dû à un métabolisme lipidique anormal. L'une des voies métaboliques impliquées dans le SSL est la dégradation du leucotriène B4 (LTB4), un médiateur pro-inflammatoire synthétisé à partir de l'acide arachidonique via la voie lipoxygénase.

Manifestations cutanées

L'ichtyose est généralement apparente à la naissance ou se développe dans la petite enfance. À la naissance, la peau a un aspect érythémateux et hyperkératosique. La membrane de collodion n'est pas visible comme dans d'autres pathologies. Cela se transforme au fil des jours en une apparence sèche et squameuse de l'ichtyose. L'atteinte cutanée pathologique a été décrite dès 23 semaines de gestation. Souvent, tout le corps est touché, bien qu'une relative épargne de la face centrale soit observée. L'ichtyose est proéminente dans les zones de flexion du cou et du bas-ventre et a un caractère prurigineux inquiétant.

Caractéristiques neurologiques

Paraplégie spastique

Les symptômes neurologiques apparaissent au cours de la première ou de la deuxième année de vie. Le retard des étapes motrices est typique et se manifeste par un retard dans la position assise, la marche à quatre pattes et la marche. Cela est dû à la spasticité qui se manifeste par une hypertonie, des réflexes tendineux profonds et vifs, une réponse plantaire des extenseurs et un clonus de la cheville.

Le handicap moteur avec spasticité est plus important dans les jambes que dans les bras. Les contractures sont fréquentes. La déambulation autonome est difficile. Même si certains d'entre eux finissent par marcher avec des appareils orthodontiques ou des cannes, la majorité devient dépendant d'un fauteuil roulant. L'atteinte des membres supérieurs et la tétraplégie sont rares.

Des déficits cognitifs

Un spectre de sévérité des déficits cognitifs est observé et varie généralement de léger à modéré. La majorité des personnes atteintes, a une déficience cognitive modérée. L'âge de développement est généralement de 5 à 6 ans, ce qui limite leur capacité d'interaction sociale mais peut atteindre un certain niveau d'indépendance. Notamment, il n'y a pas de détérioration cognitive au moins pendant les trois à quatre premières décennies de la vie.

Retard de la parole et dysarthrie

Les troubles de la parole sont fréquents chez les patients atteints de SLS. Habituellement, la dysarthrie est de type pseudo-bulbaire et de sévérité légère à modérée. La fonction motrice orofaciale est altérée. Il n'y a pas de corrélation entre le fonctionnement moteur et la dysarthrie ou le développement cognitif ; cependant, le fonctionnement cognitif et le développement du langage semblent être corrélés. Afin d'optimiser le développement orthophonique, une intervention précoce est recommandée.

Crises comitiales

Des crises isolées ou peu fréquentes surviennent chez 35 à 40 % des patients. Les crises sont généralement de type tonico-clonique généralisé. Elles ne sont pas très caractéristiques et sont généralement contrôlées avec des agents antiépileptiques. Les EEG inter-critiques sont normaux. Aucun agent anticonvulsivant spécifique n'est particulièrement efficace ou inefficace dans le SSL.

Leuco-encéphalopathie

Les résultats neurologiques anormaux sont associés à des modifications du signal de la substance blanche à l'IRM. La zone frontale ou pariéto-occipitale est préférentiellement atteinte. La substance blanche cérébelleuse est généralement épargnée. Les fibres d'association sous-corticales dans toutes les régions de la substance blanche présentent des zones non myélinisées.

Le syndrome de Sotos

Il a été décrit pour la première fois en 1964, bien que le premier patient décrit puisse avoir été rapporté en 1931. Les quatre critères diagnostiques majeurs ont été établis en 1994 sur la base de l'évaluation systématique de 41 cas typiques. Ce sont : **une croissance excessive associée à une macrocéphalie, un aspect facial caractéristique et une difficulté d'apprentissage.**

Ces critères cliniques sont restés la pierre angulaire du diagnostic du syndrome de Sotos jusqu'en 2002. L'identification récente de mutations et de délétions du gène NSD1 a permis de réévaluer les caractéristiques de cette affection. En 2005, Tatton-Brown et le Childhood Overgrowth Collaboration Consortium ont examiné les caractéristiques cliniques de 239 cas de syndrome de Sotos présentant des anomalies du gène NSD1. Il a été confirmé que la prolifération (y compris la taille et la circonférence occipito-frontale (COF), la dysmorphie et les troubles d'apprentissage, étaient présents chez 90 % de ces individus NSD1-positifs, avec un large éventail de caractéristiques associées, notamment une macrocéphalie, un âge osseux avancé, un ictère et une hypotonie néonatals, des convulsions, une scoliose, des malformations cardiaques et des anomalies génito-urinaires.

Épidémiologie

Le syndrome de Sotos est probablement l'une des conditions de surcroissance les plus courantes, après le syndrome de Beckwith-Wiedemann. La prévalence exacte à la naissance reste inconnue. La littérature sur le syndrome de Sotos, avant l'identification de la responsabilité du gène NSD1, doit être lue avec attention car elle est au milieu de publications qui ne traitent pas spécifiquement du syndrome de Sotos.

Description clinique

Depuis quarante ans, le diagnostic du syndrome de Sotos repose sur l'évaluation subjective des caractéristiques cliniques. Cependant, bien que la combinaison des caractéristiques crânio-faciales puisse être distinctive, les autres composants ne sont pas spécifiques. Récemment, Tatton-Brown et Rahman ont analysé les caractéristiques cliniques d'une grande série de plus de deux cents cas de syndrome de Sotos avec des anomalies prouvées du NSD1.

Généralement, la grossesse est décrite comme normale ; cependant, une toxémie ou une prééclampsie sont évoquées dans plusieurs cas. L'âge gestationnel moyen est normal (39 semaines) mais les nourrissons sont grands pour leur âge gestationnel. La taille à la naissance, le poids et la circonférence occipito-frontale sont respectivement de 3,2, 1,0 et 1,8 écart-type au-dessus de la moyenne. Au cours de la période néonatale, de nombreux nourrissons éprouvent des difficultés d'alimentation précoces (40 % d'alimentation par sonde est requise, un degré variable d'hypotonie congénitale, une jaunisse par hyperbilirubinémie ou une hypoglycémie. Tout au long de l'enfance, la croissance anticipée est particulièrement prononcée au cours de la première année de vie, après quoi elle se stabilise avec une taille constamment au-dessus du 97ème percentile entre 2 et 6 ans. La croissance en taille et en poids a tendance à se normaliser à la puberté, probablement à cause de la fusion épiphysaire. La taille finale est, dans la majorité des cas, dans la fourchette normale élevée, en particulier chez les femmes, chez qui le schéma de croissance est bien corrélé avec la présence d'un âge osseux avancé et d'une puberté précoce. La macrocéphalie et les grandes mains et pieds sont également des caractéristiques cohérentes. Une craniosténose par fusion prématurée des sutures lambdoïdes, sagittales et coronales a été rapportée. L'incidence rapportée de l'âge osseux avancé dans les cas de Sotos varie de 74 % à 100 % des cas, et cette variabilité est probablement liée à la fréquence, au moment et à la méthode d'évaluation. Cette caractéristique est présente chez 76% des individus NSD1-positifs. L'âge osseux est souvent décrit comme disharmonieux, l'âge phalangien étant en avance par rapport à l'âge carpien. Les radiographies de la main sont également utiles pour les profils métacarpo-phalangiens, qui ont été rapportés pour produire des motifs évoquant le syndrome de Sotos.

La plupart des patients présentent un dysfonctionnement neurologique non progressif se manifestant par une maladresse et une mauvaise coordination. Le retard du langage expressif et du développement moteur pendant la petite enfance est particulièrement fréquent. Le degré de trouble d'apprentissage semble extrêmement variable. Un retard de la marche jusqu'à l'âge de 15 mois et un retard de la parole jusqu'à 2,5 ans sont habituels. Des convulsions sont retrouvées chez environ 50 % des patients, mais dans la moitié des cas, elles sont fébriles. Un déficit de l'attention et un comportement placide peuvent également être une composante. Des manifestations psychiatriques incluant une inhibition sociale ou une psychose ont également été observées. La dilatation des ventricules cérébraux est fréquente. D'autres anomalies neurologiques non spécifiques incluent l'absence de corps calleux, les sillons corticaux proéminents, le cavum septum pellucidum et le cavum velum interpositi.

Des degrés variables de scoliose sont présents dans 30% des cas NSD1-positifs. Les ongles des doigts sont généralement profonds et cassants. L'incidence des malformations cardiaques congénitales dans le syndrome de Sotos est d'environ 8 % dans la série de Cole et Hughes, mais de 21 % dans la série de Tatton-Brown. Les défauts les plus courants sont les défauts septaux et le canal artériel perméable. Les infections récurrentes des voies respiratoires supérieures et les otites de l'oreille moyenne sont fréquentes, entraînant un certain degré de surdité de transmission. La constipation est courante et peut nécessiter un suivi. Des anomalies génito-urinaires incluant des anomalies anatomiques rénales (reins bifide, duplex ou absents, reflux vésico-urétéral, obstruction de la jonction pelvi-urétérale), des reins kystiques et des anomalies génitales telles que l'hypospade et la cryptorchidie, sont présentes chez 15 % des enfants présentant des anomalies NSD1.

Étiologie

Bien que la plupart des cas soient sporadiques, une transmission autosomique dominante a été rapportée dans plusieurs cas.

Récemment, des délétions partielles de NSD1 ont été détectées dans des cas de Sotos sans mutation NSD1 ou micro délétion 5q35. Le dépistage systématique du gène NSD1 dans une grande série de diagnostics provisoires de Sotos et de syndrome "Sotos-like" permet d'indiquer que NSD1 est majoritairement retrouvée chez les patients Sotos.

Les anomalies NSD1 surviennent rarement dans d'autres phénotypes de surcroissance infantile. On ignore jusqu'à présent si les anomalies NSD1 sont impliquées dans d'autres entités.

Syndrome de Prader-Willi

Le syndrome de Prader-Willi est caractérisé par une hypotonie infantile sévère avec une difficulté de succion et un retard de croissance ; un hypogonadisme provoquant une hypoplasie génitale et une insuffisance pubertaire ; des traits faciaux caractéristiques ; l'obésité et l'hyperphagie de la petite enfance ; un retard de développement/déficience intellectuelle légère ; une petite taille ; et un phénotype comportemental distinctif.

Le syndrome de Prader-Willi (SPW) a été décrit pour la première fois en 1956. Des erreurs d'empreinte génomique, qui surviennent au cours de la gamétogenèse masculine et féminine, sont à l'origine du SPW et incluent la perte d'expression des gènes paternels, qui sont normalement actifs et situés dans la région du chromosome 15q11-q13. **A l'inverse, une perte d'expression du gène UBE3A, exprimé préférentiellement maternellement dans cette région conduit au syndrome d'Angelman (SA), un trouble clinique totalement différent** (cf. infra). Environ les deux tiers des personnes atteintes du SPW ont une délétion *de novo* héritée de leur père, de la région du chromosome 15q11-q13. Les autres individus ont une disomie maternelle 15 (les deux chromosomes 15 reçus de la mère sans chromosome paternel 15 présent) dans environ 25 % des cas ou ont des défauts dans le centre d'empreinte génomique en raison de micro-délétions ou d'épimutations trouvées dans moins de 3 % de cas.

Avec une prévalence estimée de 1/10 000 à 1/30 000, le SPW est la cause syndromique la plus courante d'obésité potentiellement mortelle et le premier trouble reconnu lié à l'empreinte génomique chez l'homme. Les nourrissons atteints présentent uniformément une hypotonie importante, des difficultés d'alimentation et un retard de croissance, suivis plus tard dans la petite enfance par un appétit excessif avec développement progressif de l'obésité, une petite taille et/ou une diminution de la vitesse de croissance, des déficiences intellectuelles (QI moyen de 65) et des problèmes de comportement (par ex., crises de colère, et des picotements cutanés). Un dysfonctionnement hypothalamique a été impliqué dans de nombreuses manifestations de ce syndrome, notamment l'hyperphagie, l'instabilité de la température, le seuil de douleur élevé, les troubles respiratoires du sommeil et de multiples anomalies endocriniennes.

Manifestations cliniques et traits caractéristiques du SPW

Une hypotonie sévère est régulièrement observée à la naissance et pendant la période néonatale ; par conséquent, le SPW doit être envisagé dans tous les cas d'hypotonie néonatale inexpliquée. D'autres caractéristiques notées au cours de la période néonatale, comprennent de la léthargie, des difficultés d'alimentation, une salive épaisse et un rapport tour de tête/tour de poitrine accru, de petits organes génitaux chez les garçons et les filles, avec une cryptorchidie fréquente chez les garçons. Chez les enfants plus âgés non traités souffrant d'obésité, un retard de développement, une petite taille et/ou une vitesse de croissance réduite, et des caractéristiques dysmorphiques, sont observées, notamment un diamètre bi-frontal étroit, des fissures palpébrales en forme d'amande, une lèvre supérieure fine avec une bouche tournée vers le bas, de petits pieds et de petites mains.

L'analyse de la méthylation de l'ADN est le moyen le plus efficace de confirmer le diagnostic si le SPW est suspecté cliniquement mais n'identifiera pas le sous-type génétique.

Le diabète sucré de type 2, un trouble métabolique caractérisé par une hyperglycémie dans un contexte d'insulinorésistance a été rapporté chez 25 % de la population adulte SPW. Les personnes atteintes de diabète de type 2 avaient un poids corporel maximal antérieur plus élevé et une plus grande probabilité d'antécédents familiaux. Des taux sériques de glucose et d'insuline à jeun périodiques sont recommandés avant et après le début du traitement par l'hormone de croissance.

La génétique

Des erreurs d'empreinte génomique sont à l'origine du SPW. Des études ont montré que les gènes de la sous-unité du récepteur GABA (c'est-à-dire GABRB3, GABRA5) sont exprimés de manière inégale entre les allèles paternels et maternels. Le GABA est un neurotransmetteur important doté d'une capacité d'inhibition au niveau cérébral. Ainsi, des altérations de l'expression des gènes peuvent être associées à des modifications de l'appétit, de la perception visuelle et de la mémoire.

Perturbation du sommeil et troubles respiratoires du sommeil

Les perturbations du sommeil et les troubles respiratoires du sommeil ont été liés à des déficits significatifs de la fonction neurocognitive, notamment une mauvaise concentration, une somnolence diurne excessive et une irritabilité à la fois dans la population générale et chez les personnes atteintes du SPW. Initialement, la somnolence diurne du SPW, de nombreuses personnes atteintes du SPW ont été identifiées comme ayant des caractéristiques polysomnographiques de troubles respiratoires du sommeil, notamment des syndromes d'apnée obstructive. Des facteurs tels que les anomalies du développement cérébral, la dysmorphie crâniofaciale, l'hypotonie, l'obésité et les déformations de la paroi thoracique sont des facteurs pouvant contribuer à la fois à la présence et à la gravité des troubles respiratoires du sommeil dans le SPW.

On pense que les neurones contenant de l'hypocrétine, situés dans l'hypothalamus, jouent un rôle important dans le maintien de l'éveil et influencent le comportement alimentaire.

L'hormone de croissance (GH) est maintenant couramment utilisée dans le traitement des SPW. L'effet de la GH pendant l'éveil a démontré des améliorations de la mécanique respiratoire et de la réactivité ventilatoire. Ainsi, il est approprié de dépister toutes les personnes atteintes du SPW, pour les troubles respiratoires du sommeil.

La petite taille est une caractéristique principale des personnes atteintes du SPW. Les enfants atteints de SPW ne présentent pas l'accélération de croissance observée à la puberté et la taille finale moyenne sans traitement est de 148 cm chez les filles et de 155 cm chez les garçons. **Des effets cognitifs bénéfiques ont été rapportés chez des enfants et des adultes atteints de SPW pendant le traitement par GH.**

Hypogonadisme

Le terme « hypogonadisme congénital » désigne une insuffisance pubertaire complète ou partielle due à une sécrétion insuffisante des gonadotrophines hypophysaires LH et FSH et des stéroïdes sexuels gonadiques. **L'hypogonadisme représente une caractéristique clinique commune dans le SPW.** Une hypoplasie du clitoris et des petites lèvres chez les filles et un micropénis avec sac scrotal hypoplasique chez les garçons sont évidents à la naissance. Une cryptorchidie unilatérale ou bilatérale est présente chez 80 à 90 % des hommes. Semblable à de nombreuses autres manifestations du SPW, l'hypogonadisme a été classiquement considéré comme étant d'étiologie hypothalamique. Cependant, des preuves récentes ont émergé à l'appui de l'insuffisance gonadique primaire en tant que contributeur important à l'hypogonadisme masculin. D'autres études ont également montré une image combinée d'hypogonadisme hypo gonadotrope avec des taux de LH relativement bas et d'hypogonadisme primaire avec un faible taux d'inhibine B et des taux de FSH relativement élevés.

L'augmentation transitoire des gonadotrophines et des niveaux hormonaux gonadiques se produit au cours des premiers mois de la vie, et la « mini-puberté » est normale chez les nourrissons atteints de SPW. Les gonadotrophines et la testostérone jouent un rôle important dans la descente testiculaire. Si l'hypogonadisme hypo-gonadotrope est présent chez les garçons, une diminution des taux de LH, de FSH, de testostérone et d'inhibine B, est retrouvée en plus d'un micropénis (pénis étiré <2,5 cm) et d'une cryptorchidie.

L'effet bénéfique des stéroïdes sexuels sur la masse musculaire et la santé des os chez un individu est bien connu. **Des études ont montré que la carence en stéroïdes sexuels contribue à une faible densité osseuse chez les adultes atteints de SPW.** Cependant, aucun consensus n'existe quant au régime le plus approprié de traitement hormonal sexuel dans le SPW. Le choix d'un protocole d'hormonothérapie substitutive particulier dépendra de l'âge au moment du diagnostic et des pratiques locales. Dans une étude récente, l'administration d'injections intramusculaires bihebdomadaires de 250 à 500 UI de gonadotrophine chorionique humaine (hCG) pendant 6 semaines chez 16 nourrissons (âge médian 1,6 ans) atteints de SPW avec testicules non descendus a entraîné une position anatomique inférieure des testicules dans la plupart des cas et 23 % avait une descente scrotale complète. Une orchidopexie a été nécessaire dans 76 % des cas afin d'assurer une position stable dans le scrotum. De plus, le Committee on Genetics de l'American Academy of Pediatrics recommande un test thérapeutique avec de l'hCG avant d'envisager une chirurgie des testicules non descendus.

Hypothyroïdie

Semblable à d'autres endocrinopathies, l'étiologie de l'hypothyroïdie du SPW est considérée comme étant d'origine centrale. Une hypothyroïdie a été rapportée chez environ 20 à 30 % des enfants atteints de SPW. Sur la base d'une faible teneur en thyroxine totale (T4) et libre (FT4) en présence d'hormone thyréostimuline (TSH) normale, une étude a rapporté une prévalence de 72,2 % d'hypothyroïdie centrale chez les enfants atteints de SPW âgés de moins de 2 ans. Sur la base d'études récentes, la prévalence de l'hypothyroïdie est variable et ne peut être clairement établie. Ainsi, le traitement par la lévothyroxine ne doit pas être systématiquement prescrit aux enfants atteints de SPW à moins d'être confirmé par des tests de la fonction thyroïdienne

Insuffisance surrénale

Sur la base d'un dysfonctionnement hypothalamique généralisé, les enfants et les adultes atteints du SPW ont un risque d'insuffisance surrénale centrale. L'insuffisance isolée en ACTH est rare mais elle peut être une composante d'un déficit hormonal multiple.

Syndrome de Silver- Russel

Le syndrome de Silver-Russell (SSR) est un trouble de l'empreinte génomique, affectant la croissance prénatale et postnatale.

L'empreinte génomique est un processus de modification épigénétique, qui permet à un gène d'être exprimé d'une manière mono-allélique, spécifique du parent d'origine. Ce phénomène presque exclusif aux mammifères placentaires a été identifié dans les années 1980 grâce à un ensemble d'expériences chez la souris. Depuis lors, plus de 100 gènes ont été identifiés chez la souris et environ la moitié d'entre eux sont retrouvés chez l'homme. L'expression imprimée est régulée par la méthylation différentielle des régions de contrôle d'empreinte qui sont établies dans la lignée germinale au cours de la gamétogenèse. La perturbation du dosage d'expression des gènes imprimés due à la disomie uniparentale, à l'épi-mutation et à la variation du nombre de copies pourrait conduire à des troubles de l'empreinte, principalement caractérisés par des anomalies de croissance ainsi que métaboliques et neurologiques.

À ce jour, plus de 400 cas ont été rapportés depuis la première description par Silver en 1953 et celle de Russell en 1954 qui ont rapporté indépendamment un sous-ensemble d'enfants présentant un faible poids à la naissance, une petite taille, une asymétrie corporelle et des traits faciaux caractéristiques.

Le diagnostic du SSR est relativement difficile car il présente de nombreuses caractéristiques cliniques. À ce jour, six systèmes de notation clinique du SSR ont été suggérés. La majorité d'entre eux diagnostiquent le SSR par la présence de trois ou de quatre des caractéristiques suivantes :

- poids de naissance ≤ 2 déviations standard (DS),
- retard de croissance postnatal,
- macrocéphalie relative,
- caractéristiques faciales et asymétrie corporelle.

Un diagnostic précis est un défi car les mesures de croissance postnatale nécessitent un suivi et les traits du visage deviennent moins évidents avec l'âge. Le « système de notation clinique Netchine-Harbison » le plus récemment décrit comprend des difficultés d'alimentation en plus des caractéristiques susmentionnées, et le fait que quatre de ces six caractéristiques diagnostiquent un « SRS probable ».

Anomalies moléculaires du SSR

La majorité des cas de SSR sont sporadiques, mais divers modes de transmission, notamment récessif, dominant et lié à l'X, ont été suggérés. À ce jour, de nombreuses aberrations chromosomiques ont été associées au SRS, notamment les chromosomes 1, 2, 7, 8, 11, 12, 13, 14, 15, 16, 17, 18, 20, 21, 22 et X, avec la majorité des anomalies attribuées aux chromosomes 7 et 11. Il faut être prudent car certains des cas rapportés incluent des patients de type SSR qui pourraient ne pas correspondre aux critères définitifs.

Diagnostics moléculaires et investigations pour le SSR

Pour le diagnostic moléculaire des patients atteints de SSR, le test le plus approfondi consiste à effectuer le trio bisulfite/séquençage du génome entier pour identifier simultanément les disomies uniparentales.

Thérapeutiques actuelles

En raison de la nature hétérogène des phénotypes SSR, des traitements de différents spécialistes cliniques peuvent être nécessaires en fonction de leurs symptômes spécifiques. Ceux-ci incluent des généticiens cliniques pour le diagnostic clinique et moléculaire ainsi que des endocrinologues pédiatriques pour l'observation de la trajectoire de croissance et la décision sur l'administration d'hormone de croissance.

L'équipe multi-spécialiste doit également inclure des diététiciens et des gastro-entérologues pour les problèmes d'alimentation, des chirurgiens pédiatriques si une intervention est nécessaire pour l'asymétrie corporelle, des spécialistes dentaires, des orthophonistes, des psychologues et des conseillers en génétique clinique pour des conseils sur la planification familiale.

Thérapie d'alimentation

La majorité des patients atteints de SSR présentent des difficultés d'alimentation dans la petite enfance, qui se traduisent par un manque d'appétit, des difficultés alimentaires et une alimentation lente. Les complications gastro-intestinales sont fréquentes chez les enfants SSR, notamment le reflux gastro-œsophagien, l'œsophagite et l'aversion alimentaire. Ces expériences désagréables sont susceptibles d'être des facteurs contribuant à leur appétit réduit. Il est important de surveiller et de maintenir l'apport calorique adéquat pour les patients afin de prévenir les problèmes associés tels que l'hypoglycémie, et de favoriser leur croissance.

Une étude récente a rapporté que la malnutrition affecte 70 % des enfants SSR, et a préconisé des conseils pour fournir une alimentation enrichie, une alimentation entérale et des suppléments nutritionnels pour améliorer l'état nutritionnel. Néanmoins, il a été rapporté que les difficultés d'alimentation s'améliorent progressivement avec l'âge, et vers 6 ans, le refus alimentaire et l'irritabilité ne sont pas significativement différents de ceux des enfants normaux.

Traitement à l'hormone de croissance (GH)

La thérapie par GH recombinante est disponible pour les patients de petite taille pour l'âge gestationnel, y compris les SSR, qui n'ont pas démontré une croissance de rattrapage adéquate à l'âge de deux ans. Ceci a été approuvé par la FDA américaine en 2001. En Europe, l'utilisation de la GH a été officiellement indiquée par l'Agence européenne des médicaments en 2003 (anciennement connue sous le nom d'Agence européenne pour l'évaluation des médicaments en 1995-2004), pour les enfants présentant un retard de croissance qui ont ≥ 4 ans et ont une taille inférieure à -2,5 SD et 1 SD en dessous de la taille moyenne des parents SDS. La thérapie par GH chez les enfants SSR a montré des résultats bénéfiques.

Syndrome de Smith -Magenis

Le syndrome de Smith-Magenis (SSM) est un trouble complexe caractérisé par un retard mental variable, des troubles du sommeil, des anomalies crâniofaciales et squelettiques, des comportements d'automutilation et de recherche d'attention, un retard de la parole et de la motricité.

Le SSM est généralement un trouble sporadique causé soit par une délétion 17p11.2 englobant le gène 1 induit par l'acide rétinoïque (RAI1), soit par une mutation de RAI1. La prévalence du SSM est estimée dans une fourchette comprise entre 1/15 000 et 1/25 000 cas, identifiés partout dans le monde, dans tous les groupes ethniques, mais le syndrome est probablement sous-diagnostiqué. La sex-ratio est 50 : 50.

Le SSM est caractérisé par un phénotype cliniquement reconnaissable qui comprend des caractéristiques physiques, développementales, neurologiques et comportementales. Les caractéristiques physiques consistent en des anomalies crâniofaciales distinctives, notamment une brachycéphalie, un bossage frontal, un hypertélorisme, une synophris, des fentes palpébrales inclinées, une hypoplasie médiane du visage, un large visage carré avec un pont nasal déprimé, une lèvre supérieure en arc de Cupidon. Les anomalies dentaires comprennent l'agénésie dentaire, en particulier des prémolaires, et le taurodontisme. Moins fréquemment, une fente labiale et/ou palatine est également rapportée. Une petite taille (au 5ème centile) a été observée chez 67 % des jeunes patients, tandis que 33 % étaient en surpoids dans une évaluation de 105 cas de SSM à différents âges.

La petite taille se corrige avec le temps, la plupart des individus atteignant le 10ème au 25ème centile à l'âge adulte. L'obésité chez les adolescents et les adultes est courante, généralement avec une poitrine large et une obésité du tronc. D'autres anomalies squelettiques incluent la brachydactylie, la scoliose, la clinodactylie du cinquième doigt, la syndactylie des 2ème et 3ème orteil, les limitations de l'avant-bras et du coude, les anomalies vertébrales, les coussinets des doigts fœtaux persistants et la polydactylie. Par ailleurs les nodules et polypes des cordes vocales sont également fréquents. La perte auditive, présente chez 60% des patients SSM, est variable et peut être légère à modérée (conductrice) ou sévère (sensorielle) et est souvent associée à des otites chroniques. Les caractéristiques ophtalmologiques sont présentes chez la moitié des patients SSM et comprennent la myopie, les anomalies de l'iris telles que les iris hétérochromes ou les taches de Wolfflin-

Kruckmann (hamartomes de l'iris), le strabisme, la microcornée et, rarement, le décollement de la rétine (souvent résultant de comportements violents).

Les antécédents prénatals de SSM sont notables quand il existe une diminution significative des mouvements fœtaux dans 50 % des grossesses. Le nourrisson avec SSM est généralement né à terme, initialement avec une anthropométrie normale, progressant plus tard vers une largeur crâniofaciale supérieure en profondeur ou en hauteur. La petite enfance est compliquée par des difficultés d'alimentation entraînant un retard de croissance, un dysfonctionnement sensoriel moteur oral, marqué avec un mauvais réflexe de succion, un reflux gastro-œsophagien et une hypotonie. L'hypotonie infantile accompagnée d'une léthargie généralisée ressemble aux phénotypes des trisomies 21 et du syndrome de Prader-Willi. La plupart des individus SSM ont un retard mental sévère à modéré avec un QI compris entre 20 et 80 %.

Les personnes atteintes de SSM ont également une capacité réduite de traitement séquentiel et de mémoire à court terme, cependant la mémoire à long terme est plus forte. Un retard de parole avec ou sans perte auditive survient chez 96 % des patients SSM. Les personnes atteintes de SSM ont de meilleures compétences en langage réceptif que de langage expressif, tandis que leurs fonctions sociales/émotionnelles restent dans la fourchette normale. Beaucoup d'enfants auront un retard important de la parole jusqu'à l'âge de 7 ans et sont donc souvent diagnostiqués comme autistes, mais une fois qu'ils parlent, ils sont très interactifs et communicatifs. De plus, des retards de motricité fine, des problèmes d'intégration sensorielle et une mauvaise fonction adaptative sont observés. La neuropathie périphérique est une constatation dans le SSM, mais n'est pas associée à des vitesses de conduction nerveuses typiques. Cependant, les patients ayant de grandes délétions englobant le gène PMP22, présentent des neuropathies de pression focale, notamment un syndrome du canal carpien et une paralysie péronière, une polyneuropathie, une diminution des réflexes et une vitesse de conduction nerveuse réduite.

Des troubles du sommeil ont aussi été signalés dans 75 à 100 % des cas de SSM et constituent l'un des premiers indicateurs de diagnostic de SSM. Les nourrissons ont généralement connu une hyper-somnolence au cours de la première année de vie. Les troubles du sommeil chez les enfants comprennent des difficultés à s'endormir, un sommeil paradoxal diminué, des cycles de sommeil fragmentés et raccourcis avec des réveils nocturnes et matinaux fréquents et une somnolence diurne excessive. Ces habitudes de sommeil anormales sont dues à un rythme circadien inversé de la mélatonine. Il a été proposé que la voie aberrante de synthèse/dégradation de la mélatonine soit la cause sous-jacente du rythme circadien inversé. Les problèmes de comportement sont l'une des caractéristiques uniques du SSM. Les problèmes d'adaptation sont une cause de préoccupation majeure et comprennent des accès de colère/des crises de colère fréquentes, la recherche d'attention, l'agressivité, la désobéissance, la distraction et les comportements d'automutilation.

Les comportements d'automutilation, y compris les coups de tête, l'arrachement de la peau et les morsures du poignet, commencent souvent à l'âge de 15 à 18 mois, tandis que deux caractéristiques uniques au SSM, l'onychotillomanie (arrachement des ongles et des orteils) et la polyembolokoilamanie (insertion d'objets dans les orifices corporels), sont plus souvent observées chez les enfants plus âgés. Les comportements stéréotypés propres aux SSM incluent la compression spasmodique du haut du corps ou « auto-câlin » et le comportement de feuilletage ou de « léchage et retournement » souvent associé à l'excitation. De plus, l'insertion d'une main dans les objets virevoltants est observée.

Le phénotype comportemental du SSM s'intensifie avec l'âge, généralement avec le début de la puberté. Les individus manquent également de respect pour l'espace personnel pendant une conversation et sont émotionnellement instables. Ces comportements sont présents chez toutes les personnes ayant des grincements de dents, des balancements corporels, des rotations ou des SSM, mais des comportements spécifiques peuvent changer au fil du temps, les individus fonctionnant mieux ayant un répertoire de comportements plus large, particulièrement évident chez les personnes porteuses de mutations RAI1. Les malformations d'organes, présentes chez 30 à 40 % des patients SSM, comprennent des anomalies cardiaques, rénales et du SNC. Des signes cardiaques tels qu'une communication interventriculaire, une communication interauriculaire, une sténose tricuspidienne, une sténose mitrale, une régurgitation tricuspidienne et mitrale, une sténose aortique, une sténose pulmonaire, un prolapsus de la valve mitrale, une tétralogie de Fallot et un retour veineux pulmonaire anormal total sont observés dans 30 % des SSM.

Des reins hypertrophiés, une duplication du canal collecteur, des reins ectopiques et une agénésie rénale unilatérale ont également été documentés. Les malformations observées par imagerie cérébrale comprennent une ventriculomégalie, une *citerna magna* élargie, une agénésie partielle du vermis cérébelleux, une calcification du lobe frontal et un syndrome de Joubert.

Le diagnostic de SSM est basé sur une suspicion clinique initiale du trouble suivi d'une confirmation moléculaire de l'anomalie chromosomique/génique. La perspicacité clinique pour identifier la « gestalt faciale »

du SSM, l'anamnèse minutieuse pour les anomalies congénitales, les troubles du sommeil, les jalons retardés, les otites chroniques, les comportements d'automutilation et les antécédents familiaux sont importants pour reconnaître les caractéristiques. En plus des caractéristiques comportementales propres au SSM, les symptômes inhabituels généralement observés, qui peuvent être des indices du diagnostic, incluent une voix rauque, dure et gutturale, des pieds et des mains caractéristiques, une obésité tronculaire avec apparition à l'adolescence ou au début de l'âge adulte, souvent avec des jambes fines, une excellente mémoire à long terme, une bonne capacité et concentration avec les ordinateurs, et des cicatrices et/ou infection causées par des griffures répétées de la peau.

Environ 90 % de tous les cas signalés du SSM ont une délétion 17p11.2, tandis que les 10 % restants ont une mutation du gène RAI1. Les micro-délétions, y compris les délétions SSM 17p11.2, sont causées par des irrégularités dans le mécanisme de recombinaison chromosomique parrainées par des éléments répétés dans la région sensible du génome. Le chromosome 17p11.2p12 est l'une des régions du génome les plus sujettes à la recombinaison et est également associé, en plus du SSM, à une neuropathie héréditaire à risque de paralysie de pression et à la maladie de Charcot-Marie-Tooth de type 1A.

Remarque : Le syndrome de Smith-Magenis est un florilège de toutes les malformations rencontrées dans le polyhandicap. Cela souligne la nécessité de pratiquer des caryotypes pour mieux comprendre l'étiologies des divers handicaps.

CHAPITRE 7
GÈNES RESPONSABLES DE LA DÉFICIENCE INTELLECTUELLE OU DES TROUBLES DU NEURODÉVELOPPEMENT

Le handicap cognitif, ou retard mental (RM), est une affection courante, affectant environ 3% de la population, et est associé à une série de handicaps sociaux et médicaux. Pourtant, nous n'avons pratiquement aucun traitement efficace, et peu à offrir au-delà du soutien aux aidants et d'une intervention psychologique ou pharmacologique pour tout trouble du comportement comorbide. L'ampleur du problème n'a d'égale que notre ignorance quant à ses causes. Il ne fait guère de doute que le handicap cognitif est extrêmement hétérogène, englobant une gamme de conditions sociales et biologiques. Pourtant à une époque où nous avons la séquence provisoire du génome humain, il est décevant que nous en sachions encore si peu sur la génétique des anomalies qui entraînent un RM. Les anomalies génétiques, comme nous l'expliquons ci-dessous, sont sans aucun doute un contributeur majeur au handicap cognitif modéré et sévère, mais malgré les progrès récents dans la découverte de la base moléculaire de certaines formes de RM, notre compréhension de la pathogenèse de la maladie est encore limitée. Par conséquent, les chances d'améliorer les soins sont également limitées. **La compréhension insuffisante des origines du handicap cognitif reste un défi majeur pour la pratique médicale.**

Le degré d'implication des gènes

Les causes de la déficience cognitive varient selon la gravité de la maladie : la déficience intellectuelle modérée à sévère (définie comme un quotient intellectuel [QI] inférieur à 50) est beaucoup plus susceptible d'être due à une seule cause pathologique (génétique ou environnementale) que le RM léger (défini comme un score de QI entre 50 et 70), qui est souvent considérée comme d'origine multifactorielle. Les troubles chromosomiques et génétiques représentent 30 à 40 % des RM modérés à sévères ; les agressions environnementales expliquent 10 à 30 % supplémentaires, et la cause est inconnue dans environ 40 % des cas. Les causes génétiques et environnementales expliquent, dans des proportions à peu près égales, environ 30 % des déficiences intellectuelles légères ; un diagnostic étiologique n'est pas obtenu dans les 70 % des cas restants.

Dans l'ensemble, les résultats révèlent une distinction entre les deux groupes. Alors que la controverse a longtemps entouré dans quelle mesure la variation génétique contribue à la variation de la fonction intellectuelle, il y a maintenant peu de doute que la déficience intellectuelle modérée à sévère est principalement due à des anomalies chromosomiques et génétiques. **Les principaux contributeurs individuels sont le mongolisme, les réarrangements chromosomiques et le retard mental lié à l'X.** De petits réarrangements chromosomiques, affectant les extrémités (télomères) des chromosomes sont apparus comme une cause fréquente dans les cas considérés jusqu'à récemment comme idiopathiques, et il est probable qu'une proportion considérable de cas d'étiologie inconnue soit également d'origine génétique.

Lorsque nous considérons la pathogenèse de la déficience intellectuelle, il est important de garder à l'esprit que le phénotype implique de multiples domaines de fonctionnement intellectuel. Ces derniers sont souvent largement divisés en compétences verbales et en performances, mais englobent également des capacités telles que la mémoire et l'attention, où la performance n'est pas traditionnellement considérée comme essentielle à la capacité intellectuelle. **Malheureusement, nous ne savons pas si les domaines reconnus par les psychologues correspondent au fonctionnement des gènes, et si par exemple, les compétences verbales et de performance peuvent être séparées au niveau génétique.**

On manque d'informations sur les influences génétiques sur les domaines du fonctionnement intellectuel normal et anormal. Les études sur l'héritabilité de l'intelligence, ont principalement été menées sur des mesures globales de la fonction cognitive, telles que le QI, bien que des travaux plus récents sur la parole et le développement du langage, commencent à indiquer que des effets génétiques, qui ont des influences plus spécifiques peuvent être identifiés. De même, il y a eu peu d'enquêtes psychométriques détaillées sur les personnes ayant une déficience intellectuelle due à une lésion génétique spécifique, et donc nous ne savons pas si le fonctionnement cognitif est anormal dans tous les domaines ou s'il existe des anomalies discrètes. En fait, comme nous le verrons plus loin, il existe des preuves en faveur de cette dernière hypothèse.

Les techniques de cartographie génétique et le clonage moléculaire ont permis d'étudier des troubles, où la relation entre déficience intellectuelle et défaut génétique pourrait être immédiate. Ce sont des conditions où il n'y a pas d'altérations notables dans les structures cérébrales, et la cause de la déficience cognitive est difficile à trouver. En général, cette distinction se reflète dans la division de RM, en conditions syndromiques et non syndromiques. Dans le RM syndromique, le phénotype comprend des anomalies physiques supplémentaires (telles qu'une dysmorphie faciale ou des anomalies mineures des mains et des pieds), tandis que dans le RM non syndromique, la seule anomalie est une déficience cognitive.

Il pourrait sembler que les altérations génétiques soient directement responsables de la déficience intellectuelle plus fréquemment dans les affections non syndromiques que dans les affections syndromiques, mais il faut garder à l'esprit que, sans une compréhension de la pathogenèse, ce n'est qu'une hypothèse. Par exemple, les phénotypes varient considérablement et des mutations dans le même gène peuvent donner lieu à une déficience intellectuelle à la fois syndromique et non syndromique : des mutations dans RSK2 donnent lieu au syndrome de Coffin-Lowry (SCL) et à une déficience intellectuelle non spécifique, et des mutations dans différentes parties du gène ATRX produit une RM syndromique ou non syndromique. Néanmoins, des progrès remarquables dans la déficience intellectuelle non syndromique liée à l'X découvrent des gènes qui agissent directement sur la cognition, probablement par le développement du système nerveux central (SNC).

Déficience intellectuelle syndromique

Maladies mendéliennes

Les maladies mendéliennes sont les mieux connues car sont les plus simples dans leur mode de transmission. **Presque toutes les déficiences intellectuelles mendéliennes reconnues sont liées à l'X.** En effet, la maladie récessive liée à l'X est compatible avec la survenue de membres affectés sur plusieurs générations ; il est donc à la fois reconnaissable comme une maladie héréditaire et se prête à la cartographie génétique. **La déficience intellectuelle liée à l'X est courante : la fréquence est estimée à 1,8 sur 1000 hommes avec une fréquence de porteurs de 2,4 sur 1000 femmes. Le nombre de pathologies reconnues continue d'augmenter : actuellement 210 ont été décrites.**

Bien qu'il s'agisse de l'un des premiers « triomphes » du clonage positionnel, la fonction de FMR1, et en particulier la façon dont sa déficience entraîne une déficience intellectuelle, n'est toujours pas comprise. Dans le cerveau normal, la protéine FMR se trouve dans presque tous les neurones. Il a été postulé que la protéine FMR joue un rôle dans la machinerie de la traduction et, comme elle fait la navette entre le noyau et le cytoplasme, qu'elle peut être impliquée dans l'exportation de l'ARNm. Une explication pour l'effet du gène sur la fonction cérébrale est qu'il joue un rôle dans la maturation et l'élagage des épines dendritiques au cours du développement du cerveau.

Des mutations dans les facteurs qui régulent l'expression des gènes sont en train de devenir une cause génétique importante de déficience intellectuelle. Deux conditions syndromiques ont été trouvées dans lesquelles le gène agit comme un régulateur transcriptionnel par son effet sur la chromatine. Dans le syndrome de Rett (cf. supra), un trouble neurologique progressif qui affecte presque exclusivement les femmes, des mutations ont été trouvées dans la protéine 2 de liaison au méthyle-CpG (MeCP2).25 MeCP2 qui lie sélectivement les dinucléotides CpG dans le génome des mammifères et médie la répression transcriptionnelle par interaction avec l'histone désacétylase et le corépresseur SIN3A. Dans le syndrome de retard mental lié à l'X (ATRX) de l'alpha-thalassémie, des mutations de l'ATRX entraînent des anomalies caractéristiques du développement, notamment un RM sévère, une dysmorphie faciale, des anomalies urogénitales et une alpha-thalassémie. Le gène contient des motifs de séquence qui indiquent qu'il appartient à un groupe de protéines qui se lient à la chromatine. Au niveau moléculaire, la mutation a des effets sur le modèle de méthylation génomique, en accord avec le rôle d'ATRX dans le remodelage de la chromatine. Les effets pléiotropes des mutations dans MECP2 et ATRX pourraient résulter de l'expression régulée d'une classe restreinte de gènes.

Syndromes d'aneusomie segmentaire

L'aneusomie de recombinaison désigne la présence d'une anomalie quantitative (duplication ou délétion) partielle au niveau d'une région d'un chromosome, due à une réorganisation anormale lors de la méiose, à cause d'un enjambement dans une boucle d'inversion. Un certain nombre de maladies génétiques associées à la déficience intellectuelle se sont avérées dues à de petites délétions ou duplications chromosomiques (généralement moins de 5 mégabases) et sont connues sous le nom de syndromes d'aneusomie segmentaire. La petite taille de certaines régions a permis une recherche de gènes sensibles au dosage. Cependant, afin de prouver qu'un gène délété est effectivement dose-sensible, il a été nécessaire de trouver des familles avec des mutations ponctuelles dans le gène qui ségrégent avec une déficience intellectuelle. Ceci a été réalisé avec le syndrome de Rubinstein-Taybi (cf. supra) (caractérisé par des caractéristiques crâniofaciales anormales, des pouces larges et une déficience intellectuelle), qui peut résulter de la monosomie d'une petite région dans 16pl3.3. Le gène responsable exprime la protéine de liaison CREB (CBP).

Malheureusement, cette approche n'a pas eu autant de succès pour d'autres aneusomies segmentaires. Le syndrome de Williams-Buren est un trouble neurodéveloppemental caractérisé par une cardiopathie congénitale, une hypercalcémie infantile, des traits du visage dysmorphiques et un handicap cognitif. Elle est due à une haploinsuffisance de gènes dans la région 7q11.32 On sait que des mutations affectant le gène de l'élastine donnent lieu à la sténose aortique supra valvulaire, mais il existe encore au moins 15 gènes candidats qui pourraient être impliqués dans le profil cognitif inhabituel du syndrome.

Deux troubles cliniquement distincts, les syndromes de Prader-Willi et d'Angelman (SPW et SA), résultent d'anomalies d'une petite région en 15ql l-ql3.34. Ces syndromes ont des profils neurocomportementaux caractéristiques et distincts : dans le SA le retard est sévère (très peu les individus peuvent parler) et il y a une ataxie, des convulsions, un EEG anormal, une microcéphalie, une dysmorphie faciale, une hyperactivité et un rire paroxystique. En revanche, dans le SPW, le RM peut n'être que léger ; il existe un aspect facial caractéristique et une anomalie comportementale spécifique, c'est-à-dire une hyperphagie entraînant une obésité sévère.

Malgré les différences phénotypiques, le défaut de base est le même dans les deux troubles : un échec de l'expression du gène spécifique du parent d'origine. Si les deux copies du chromosome 15 proviennent de la mère, l'individu sera atteint du SPW ; si les deux sont du père alors le phénotype est le SA. Le défaut de base n'est pas simplement un effet de dosage ; il s'avère qu'environ un quart des cas de SPW ne sont pas dus à une délétion mais à l'hérédité de deux copies maternelles du chromosome 15 (plutôt que la situation habituelle d'une maternelle et d'une paternelle). Inversement, deux copies paternelles du chromosome 15 entraînent un SA. On dit que la région chromosomique porte une empreinte de parent d'origine, dont la signature moléculaire est une différence dans la méthylation de l'ADN. Des mutations dans un gène de la protéine lipase de l'ubiquitine (UBE3A) ont été trouvées dans quelques rares familles atteintes de SA. Le produit du gène fait partie d'une voie de dégradation des protéines médiée par l'ubiquitine largement utilisée.

Le SPW n'est probablement pas le résultat du défaut d'un seul gène. Sept gènes (et gènes candidats) ont été identifiés dans la région, qui semblent tous être spécifiques du cerveau. On ne sait pas si le phénotype est dû à une anomalie dans un seul gène. Cependant, il existe maintenant des preuves suggérant qu'une édition anormale de l'ARN, due à une mauvaise régulation des ARN guides, médie le défaut dans le SPW.

Le nucléole contient un grand nombre de petits ARN, appelés petits ARN nucléolaires (snoARN) ; la majorité de ces snoARN fonctionnent dans la modification post-transcriptionnelle des nucléotides d'ARNr. Cependant, il est maintenant clair que l'action des snoARN guides de méthylation dépasse le domaine de la biogenèse des ribosomes. Récemment, trois snoARN spécifiques au cerveau, qui sont soumis à une empreinte génomique chez la souris et l'homme, ont été découverts dans la région critique 15qll pour le SPW et le SA. Exceptionnellement, ils n'ont pas d'éléments antisens appropriés, donc leur fonction n'est pas claire, mais l'un a une similitude avec l'ARNm codé par le gène du récepteur de la sérotonine-2C. La séquence correspond à une région conservée soumise à la fois à l'épissage alternatif et à l'édition adénosine-à-inosine. En raison de l'implication connue de la sérotonine dans le contrôle de l'appétit et la cognition, cette découverte soulève la possibilité intrigante que le défaut du SPW implique un défaut de la neurotransmission de la sérotonine. Des problèmes similaires se posent pour tenter de comprendre comment les délétions dans la région 22q11 donnent lieu à des troubles cognitifs.

Les syndromes de Di George vélocardiofacial, conotroncale et de la face, sont différentes manifestations phénotypiques des délétions dans 22q11. Ils sont tous deux associés à une déficience intellectuelle ; en outre, une psychose est observée chez certains patients atteints de di George vélocardiofacial.

Aneuploïdie

Compte-tenu des difficultés rencontrées dans l'investigation des aneusomies segmentaires, on a tenté d'identifier des gènes spécifiques responsables des anomalies trouvées dans les aneuplodies, où il existe une anomalie dans le nombre d'un chromosome entier. Cependant, la comparaison entre les individus présentant une aneuploïdie partielle d'un chromosome a permis de définir des régions critiques à la fois dans le syndrome de Down (trisomie 21) et le syndrome de Turner.

Des gènes candidats pour certaines des caractéristiques somatiques du syndrome de Turner ont été proposés : SHOX/PHOG code une protéine homéodomaine qui peut expliquer la petite taille, tandis que RPS4Y code une isoforme d'une protéine de petite sous-unité ribosomique. L'identification des gènes pour des caractéristiques autres que la petite taille a été problématique. Il n'y a pas de candidats pour le profil cognitif inhabituel. Cependant, il existe un rapport selon lequel les patients atteints du syndrome de Turner avec un chromosome X d'origine paternelle ont des capacités et des compétences verbales supérieures impliquées dans les interactions sociales.

Dans les travaux sur le mongolisme, l'attention s'est concentrée sur la région 21q22.2 en tant que site potentiel pour les gènes sensibles au dosage qui affectent l'apprentissage et le comportement. Sur la base d'expériences sur des souris transgéniques, un homologue du gène mini cerveau de la drosophile a été identifié comme candidat. Le gène code pour une tyrosine/sérine kinase exprimée dans les neuroblastes en développement, et un gène humain se trouve dans la région chromosomique critique du mongolisme 21q22. **Cependant, comme pour les aneusomies segmentaires, il existe une prolifération des gènes de la région critique du mongolisme ; jusqu'à**

présent, aucune preuve définitive de leur rôle dans la déficience intellectuelle n'a été fournie.

Déficience intellectuelle non syndromique

La déficience intellectuelle non syndromique (idiopathique) est un trouble neurodéveloppemental complexe qui représente un problème de santé mondial. Bien que de nombreux efforts aient été faits pour le caractériser et le distinguer de la déficience intellectuelle syndromique, l'aspect très hétérogène de ce trouble rend difficile la compréhension de son étiologie. Les ARN longs non codants (ARNlnc) comprennent un grand groupe de transcrits qui peuvent agir par divers mécanismes et être impliqués dans d'importants processus neurodéveloppementaux. En ce sens, comprendre les rôles qu'ils jouent dans ce contexte complexe, est un moyen précieux d'obtenir de nouvelles informations sur la manière dont la déficience intellectuelle non syndromique peut apparaître et se développer.

La déficience intellectuelle rare non syndromique est donc une maladie neurologique rare, héréditaire, caractérisée par une déficience cognitive d'apparition précoce comme handicap unique. La maladie peut être associée à l'autisme, à l'épilepsie et à des déficits neuromusculaires.

Effets polygéniques sur la déficience intellectuelle

Il existe un petit nombre de troubles du développement rares qui entraînent une déficience intellectuelle et dont on pense qu'ils ont une base polygénique. Parmi ceux-ci, l'autisme (une condition marquée par un langage et un développement social anormaux, ainsi qu'un comportement obsessionnel) est connu pour avoir une héritabilité extrêmement élevée (plus de 90 %). À l'heure actuelle, il existe des preuves qui s'accumulent, pointant vers un locus sur la région chromosomique 7q.82. **La cartographie des loci déterminant la variation quantitative du QI n'a pas encore donné de résultats probants. Il y a eu plus de succès pour cartographier les gènes qui influencent une fonction intellectuelle spécifique, à savoir la lecture. Un locus à 6p21.3 est l'une des rares découvertes répliquées en génétique comportementale, avec un certain nombre d'études rapportant que le locus est relativement spécifique pour les troubles de la lecture.**

En supposant que l'approche fonctionne et que des localisations pour la variation polygénique de la déficience intellectuelle soient trouvées, nous sommes confrontés à la question de savoir si les gènes qui déterminent la variation chevauchent les mutations décrites ci-dessus. En théorie, les mêmes voies sont impliquées, auquel cas la combinaison de la cartographie et du dépistage de la pathologie moléculaire, serait idéalement placée pour identifier les nombreux gènes responsables de la déficience intellectuelle.

CHAPITRE 8
GÈNES RESPONSABLES D'ÉPILEPSIE AVEC DÉFICIENCE INTELLECTUELLE

La déficience intellectuelle liée à l'X (DILX) ou retard mental lié à l'X (RMLX) est le phénomène génétique le plus étudié impliquant le système nerveux central humain. Plus de 150 syndromes liés à l'X dans lesquels surviennent une déficience intellectuelle et des manifestations neuromusculaires, somatiques, métaboliques ou comportementales, ont été décrits. La plupart ont été cartographiés dans des régions définies du chromosome X et 102 des gènes responsables ont été identifiés. **Les convulsions accompagnent la déficience intellectuelle dans près de la moitié des syndromes causés par une mutation de gènes sur le chromosome X.**

Le spectre clinique et électroencéphalographique des types de crises associés à la DILX est assez large, allant des seules crises induites par la fièvre aux crises récalcitrantes associées à l'hypsarythmie. Dans certaines entités RMLX, les crises sont la seule manifestation autre que la déficience intellectuelle. Dans d'autres, les crises ne sont que l'une des nombreuses manifestations neurologiques ou autres signes systémiques.

Bien que les crises surviennent chez un cinquième de tous les individus ayant une déficience intellectuelle sévère et un dixième de ceux ayant une déficience intellectuelle légère, la prévalence des crises semble être plus élevée dans les syndromes DMLX. L'observation que la déficience intellectuelle se produit dans les syndromes DILX, que les crises soient présentes ou non, suggère que les crises ne causent pas la déficience intellectuelle mais sont plutôt la conséquence d'une perturbation sous-jacente de la structure et/ou de la fonction du réseau neuronal.

Syndromes DILX dans lesquels les crises sont une manifestation déterminante

Six syndromes DMLX sont connus dans lesquels les crises sont une composante déterminante ou presque constante du syndrome. Dans ces syndromes, les crises commencent dans la petite enfance, souvent avant qu'un retard de développement n'ait été noté. Le gène responsable a été identifié dans les six syndromes.

Syndrome de Christianson

Des mutations dans SLC9A6, un gène qui code pour l'échangeur sodium/hydrogène NHE6, sont à l'origine de ce syndrome distinctif. Les mâles atteints présentent une microcéphalie (généralement acquise), une pilosité frontale, un visage long et étroit, un strabisme, des troubles des mouvements oculaires, une bouche ouverte et une proéminence du nez, de la mâchoire et des oreilles. Ils ont tendance à être minces et de petite taille. Les signes neurologiques comprennent une hypotonie, une ataxie, des mouvements involontaires et des convulsions. Certains développent une spasticité avec hyperréflexie, clonus et signes de Babinski. Ils ne parviennent pas à développer un discours significatif et ont une capacité limitée à déambuler, voire pas du tout. **Une déficience intellectuelle profonde est présente. Chez certaines personnes, les coudes fléchis, le regard fixe et les rires ou sourires inappropriés rappellent le syndrome d'Angelman.**

Les crises tonico-cloniques généralisées se développent généralement au cours des deux premières années. Généralement, elles sont suivies d'absences atypiques, de crises partielles atoniques et complexes. Une mauvaise réponse au traitement anticonvulsivant se produit dans tous les types de crises. L'électroencéphalographie montre une activité rythmique lente de grande amplitude, typique du syndrome d'Angelman chez certains patients mais pas chez d'autres. **Deux découvertes majeures peuvent être observées sur l'imagerie cérébrale et la spectroscopie : une atrophie ou une hypoplasie du cervelet et de l'hippocampe ; la progression dans le temps suggère une atrophie plutôt qu'une hypoplasie. La spectroscopie montre des pics accrus de glutamate/glutamine dans les noyaux gris centraux.**

Les femmes porteuses ont un tour de tête normal et n'ont pas d'anomalies neurologiques, mais peuvent avoir des problèmes d'apprentissage et une fonction intellectuelle inférieure à celle des frères et sœurs non porteurs.

Épilepsie et déficience intellectuelle chez les femmes

Ce syndrome, également connu sous le nom d'épilepsie limitée aux femmes ayant une déficience intellectuelle (EFDI), est causé par des mutations de PCDH19, un gène situé en Xq22.1 qui code pour une protocadhérine. Bien que les malformations ou les caractéristiques crâniofaciales distinctives ne semblent pas être une composante de ce syndrome, des cas individuels ont présenté des cataractes, une microcéphalie, une syndactylie ou un strabisme. Les manifestations neurologiques commencent généralement pendant la petite enfance (âge 4-18 mois) avec l'apparition de convulsions fébriles focales ou tonico-cloniques généralisées qui se regroupent sur quelques jours et peuvent être très réfractaires au traitement. Les crises augmentent en fréquence pendant un certain temps, mais diminuent vers l'âge de 2 à 3 ans. Une régression neurodéveloppementale coïncidant avec les crises, existe dans environ les deux tiers des cas signalés. En fin de compte, la détérioration entraîne une déficience cognitive sévère chez certaines personnes, mais une déficience intellectuelle légère à modérée chez d'autres. Les enfants les plus gravement atteints présentent des mouvements stéréotypés, des mouvements de torsion, des battements de mains et une certaine perte de motricité fine rappelant un trouble du spectre autistique.

Initialement normales dans la petite enfance, les crises généralisées tonico-cloniques et cloniques partielles ou toniques prédominent, mais des crises myocloniques, toniques, atoniques et des absences, ont été décrites et peuvent même ressembler à un syndrome de Dravet (cf. supra) dans la présentation. Le début est généralement dans la petite enfance et peut être précipité par la fièvre. Pendant, ou après une période de régression neurodéveloppementale et cognitive, les patients peuvent développer une hyperréflexie, des comportements agressifs et/ou obsessionnels et des activités répétitives stéréotypées. Une cohorte de 14 cas a montré des anomalies EEG fréquentes de manière inter-critique sans schéma diagnostique typique. L'IRM cérébrale et la tomodensitométrie étaient normales dans la même cohorte

.

Seules les femmes porteuses souffrent d'épilepsie et de neurorégression. Les troubles psychiatriques ultérieurs sont prédominants, dont des troubles du spectre autistique, avec une compulsion obsessionnelle, de l'agressivité, des symptômes psychotiques, de l'hystérie, de la dépression, des attaques de panique et de l'automutilation. Les garçons porteurs du gène ne subissent pas de convulsions ou de neuro-régression et semblent normalement fertiles. Le fait que les hommes soient épargnés, dans un trouble dominant apparemment lié à l'X est unique et non encore expliqué. Les filles ayant un développement normal ou celles ayant une déficience intellectuelle qui présentent de brèves crises fébriles pendant la petite enfance devraient subir un test PCDH19.

Crises de type hypotonie de Rett

C'est une DILX avec l'apparition précoce de plusieurs types de crises réfractaires, une hypotonie et une régression neurodéveloppementale principalement chez les femmes qui ont les caractéristiques du syndrome de Rett. Le visage apparaît hypotonique avec la lèvre supérieure tendue et la bouche ouverte. Une microcéphalie, généralement acquise après la naissance, est présente chez la moitié des patients. Les progrès du développement peuvent sembler normaux avant le début des crises, mais par la suite, ils régressent ou stagnent généralement.

Les crises commencent généralement dans les premiers mois de la vie. Les spasmes infantiles sont typiques, mais des crises tonico-cloniques, myocloniques, d'absence ou focales généralisées, se produisent également. La majorité des filles ont un schéma de neurorégression similaire au syndrome de Rett, mais d'autres sont atypiques en ce sens qu'elles retiennent la parole et les mouvements de la main et peuvent ne pas présenter de mouvements stéréotypés ou d'irrégularité respiratoire. Le tonus musculaire est généralement diminué, en particulier dans les premières années, mais peut augmenter avec l'âge, entraînant éventuellement une spasticité. Dans la plupart des cas, l'imagerie cérébrale est normale, sauf en ce qui concerne la petite taille du cerveau. Les crises de type Rett-hypotonie sont causées par des mutations du gène de la sérine-thréonine kinase, CDKL5, situé dans Xp22.13.

Ce syndrome DILX, également connu sous le nom de syndrome de West, est allélique à plusieurs autres troubles DILX. Les crises sous forme de spasmes infantiles, apparaissant entre trois et huit mois, sont typiques. Avant le début des crises, les garçons affectés semblent généralement normaux et connaissent une croissance et un développement normaux. Typiquement, les spasmes infantiles suivent une brève période d'atonie et consistent en des groupes de mouvements de flexion ou d'extension des membres, du cou et du tronc. Les jalons du développement ralentissent ou régressent après le début des crises et la mort dans la petite enfance n'est pas rare. Les survivants présentent de graves troubles cognitifs.

Dix phénotypes chevauchants, liés par une déficience intellectuelle en commun, sont causés par des mutations dans l'orthologue humain du gène aristaless, ARX, situé à Xp21.3. Ces phénotypes comprennent un sous-groupe de présentations cliniques :

- XLID-Infantile Spasms ou West Syndrome, X-Linked Myoclonic Epilepsy, Infantile Epilepsy-Dyskinésie, Ohtahara Syndrome ou Early Infantile Epilepsy Encephalopathy),
- un sous-groupe de malformations cérébrales (Proud Syndrome ou Agenesis of the Corpus Callosum with Anormal Organes génitaux),
- Lissencéphalie liée à l'X avec organes génitaux anormaux et hydranencéphalie avec organes génitaux anormaux, un sous-groupe de dystonie (syndrome de Partington et crises toniques avec dystonie) et la DILX non syndromique.

Parmi ces troubles, la présentation DILX non syndromique est la plus fréquente, représentant plus d'un tiers des cas. Viennent ensuite, par ordre de fréquence, la lissencéphalie liée à l'X avec des organes génitaux anormaux, les spasmes DILX -infantile et le syndrome de Partington. Les convulsions surviennent moins fréquemment dans le syndrome de Partington et le DILX non syndromique que dans les autres phénotypes associés à l'ARX.

DILX -Épilepsie

ATP6AP2, un gène de Xp11.4 qui code pour le récepteur de la rénine, est responsable de la DILX avec épilepsie infantile. Les crises et le retard neurodéveloppemental dominent la présentation clinique. La croissance, y compris le périmètre crânien, et les caractéristiques crâniofaciales sont généralement normales. Les malformations ne se produisent pas. Le développement moteur et de la parole sont modérément retardés, mais la neurorégression ne se produit pas. Les crises sont le premier signe d'anomalies, commencent entre quatre et 14 mois et sont principalement des crises tonico-cloniques généralisées, brèves atoniques et myocloniques sans état de mal épileptique ni spasmes infantiles. La scoliose, l'ataxie et l'hyporéflexie sont minoritaires. Les signes neurologiques peuvent également inclure une maladresse et une rigidité musculaire. Les IRM cérébrales sont normales. L'EEG montre des décharges polyspike et des vagues généralisées avant les crises.

DILX - Crises convulsives rolandiques

La caractéristique des crises convulsives rolandiques est de nature neurodéveloppementale et neurologique. Le développement de la parole et du langage sont principalement affectés chez les hommes et les femmes présentant un retard global de la parole, une dyspraxie oro-faciale, une compréhension altérée et une inattention. La fonction cognitive est variablement altérée, généralement dans la gamme légère à modérée. Les crises prennent naissance à côté des fissures rolandiques ou sylviennes et sont caractérisées électroencéphalographiquement par des grappes de pointes centro-temporales qui sont généralement activées pendant le sommeil.

Typiquement nocturne, la crise réveille l'enfant et provoque des paresthésies et/ou des contractions de la bouche/du visage et du pharynx entraînant de la bave et un arrêt de la parole. La conscience est préservée et les crises durent de 1 à 2 min. Chez les moins de cinq ans, les crises nocturnes se généralisent fréquemment en crises tonico-cloniques. Les femelles semblent être affectées avec la même sévérité que les mâles. Des mutations dans le gène SRPX2, qui est situé à Xq22.1 sont responsables des crises DILX - rolandiques.

Autres syndromes DILX avec convulsions

En plus de ces six troubles prototypiques des crises DILX, les crises apparaissent comme une caractéristique fréquente, mais non déterminante, d'un grand nombre d'autres syndromes DILX. Les plus connus de ces troubles sont les syndromes de Rett et de Börjeson-Forssman-Lehmann. Dans le syndrome de Rett, bien plus de la moitié des patients ont des convulsions. À l'exception notable des spasmes infantiles et du petit mal, une grande variété d'autres types de crises ont été signalées.

D'autres signes du syndrome de Rett, régression ou perte de mouvements intentionnels de la main, précèdent généralement le début des crises. Bien que les crises aient été décrites comme une caractéristique constitutive de la famille d'origine avec le syndrome de Börjeson-Forssman-Lehmann, des rapports plus récents indiquent que les crises sont rares. Lorsqu'elles sont présentes, les crises sont généralisées et peuvent être bien contrôlées. Des convulsions surviennent chez moins de la moitié des personnes atteintes d'autres troubles DILX bien connus : Allan-Herndon-Dudley, Coffin-Lowry, X Fragile, Incontinentia Pigmenti, Lesch-Nyhan, Opitz FG, Oral-Facial-Digital I, Pelizaeus-Merzbacher, Renpenning, et les syndromes de Simpson-Golabi-Behmel. **Le gène responsable de chacun de ces troubles a été identifié.**

Convulsions et DILX associés à des anomalies cérébrales

Le syndrome d'Aicardi et les syndromes DILX associés à l'ARX sont considérés comme les prototypes des convulsions et des DILX associés aux anomalies structurelles du cerveau. Les anomalies cérébrales associées aux syndromes DILX sont sous-évaluées en raison de la réticence à utiliser l'anesthésie qui est souvent nécessaire chez ces patients.

Syndrome d'Aicardi

En règle générale, le syndrome d'Aicardi survient sporadiquement et presque exclusivement chez les femmes. La tétrade de dysgénésie du corps calleux, de choriorétinopathie lacunaire, d'anomalies costo-vertébrales et de convulsions est typique. Après la naissance, la croissance céphalique ralentit et peut entraîner une microcéphalie acquise et le développement neurologique est gravement retardé. Une grande variété de crises se produisent, bien que les spasmes infantiles avec les résultats de l'EEG de suppression d'éclatement de l'hypsarythmie soient courants, d'autres types de crises et une asymétrie entre les hémisphères cérébraux peuvent survenir. En plus de la dysgénésie du corps calleux, d'autres anomalies structurelles du cerveau comprennent l'asymétrie des hémisphères cérébraux, l'hypoplasie cérébelleuse, les troubles de la migration neurale.

Hétérotopie nodulaire périventriculaire

L'hétérotopie nodulaire périventriculaire est une affection dominante liée à l'X causée par des mutations du gène de la filamine-A (FLNA). La grande majorité des patients sont des femmes qui présentent des crises généralisées partielles ou secondaires, mais ont rarement une déficience intellectuelle. Les garçons atteints meurent généralement *in utero*. Cependant, il existe de rares cas où des hommes porteurs de mutations hémizygotes FLNA ont survécu. Selon l'emplacement de la mutation dans les gènes (résidus conservés ou non conservés), la gravité des crises et de la déficience intellectuelle peut être assez variable.

Convulsions résultant de troubles métaboliques liés à l'X

La plupart des patients atteints du syndrome de Menkes, d'un déficit du transporteur de la créatine, d'un déficit en phosphoglycérate kinase, d'un déficit en pyruvate déshydrogénase et d'un déficit en ornithine transcarbamoylase ont des convulsions comme manifestation habituelle. Des crises généralisées et myocloniques surviennent dans le syndrome de Menkes, souvent en association avec l'hypothermie et l'hypoglycémie. **Ce trouble mortel du transport du cuivre dû à des mutations de l'ATP7A est caractérisé par un retard de croissance, une anomalie des cheveux (*pili torti*), des modifications squelettiques généralisées, une tortuosité artérielle, une détérioration cérébrale progressive et la mort de l'enfant.** La déficience en transporteur de créatine semble également être un trouble progressif. Elle est due à des mutations de SLC6A8 en Xq28. Il semble provoquer une altération plus sévère de la parole et du langage que des habiletés motrices. Les convulsions surviennent chez environ la moitié des patients, sont généralement de type généralisé et sont facilement contrôlées par des anticonvulsivants. Le déficit en phosphoglycérate kinase interfère avec la glycolyse musculaire entraînant une faiblesse, des réflexes tendineux profonds déprimés, une myoglobinémie, un retard de développement et des convulsions, généralement de type généralisé. Le déficit en pyruvate déshydrogénase produit une acidose lactique qui peut être mortelle dans la petite enfance ou se présenter comme une maladie neurologique plus chronique avec hypotonie, léthargie, convulsions et déficience intellectuelle. Le déficit en ornithine transcarbamoylase conduit à une hyperammoniémie chronique ou intermittente qui à son tour peut entraîner des modifications du sensorium, des troubles de l'élocution, une ataxie, une hémiparésie, des convulsions et un coma. ***Les survivants ont une déficience intellectuelle et une paralysie cérébrale.*** Le syndrome de Lesch-Nyhan, le déficit en globuline de liaison DILX -thyroxine et d'autres troubles métaboliques liés à l'X ont des crises moins fréquemment.

Convulsions et DILX non syndromique

Six gènes sont associés au DILX non syndromique et aux crises épileptiques, deux de ces gènes sont également associés au syndrome DILX. Comme déjà mentionné, l'ARX est responsable de EIEE1 et est le gène le plus étroitement associé aux crises chez les hommes atteints de DILX non syndromique. Les patients présentant une mutation dans OPHN1 peuvent présenter une épilepsie ou des convulsions sans grand phénotype et donc, sans imagerie cérébrale, sembleraient être non syndromiques. Les mutations KD5MC (JARID1C) sont responsables de peut-être 1 % des DILX non syndromiques, mais seulement 50 % des familles avec mutation présentent des crises. Par rapport à HUWE1, des convulsions sont observées chez certains patients avec une duplication de ce gène.

CHAPITRE 9
GENÈSE DES TROUBLES COMPORTEMENTAUX

Les conférences de consensus qui incluent le comportement à côté des caractéristiques physiques soulèvent la question des phénotypes comportementaux et de l'interaction inévitable entre l'environnement et les gènes. On a d'abord combiné les comportements et les anomalies génétiques, dans le concept d'un phénotype comportemental, en 1972.

Le terme phénotype comportemental a été utilisé pour désigner « les comportements qui font partie intégrante de certains troubles génétiques, et on a souligné le rôle des facteurs organiques dans le développement de tels comportements ». Cependant, depuis l'établissement de cette définition, la recherche sur les phénotypes comportementaux a conduit à l'utilisation d'une définition plus large : « La probabilité accrue ou la probabilité que les personnes atteintes d'un syndrome donné, présentent certaines séquelles comportementales ou développementales par rapport à celles qui n'en ont pas »

Il a été décrit des modèles théoriques sous-tendant le concept de phénotype comportemental. Ils consistent en l'idée que les troubles génétiques n'ont pas d'effets spécifiques sur le comportement (spécificité), chaque trouble génétique a une ou plusieurs caractéristiques comportementales uniques (spécificité totale), et quelques troubles génétiques conduisent à un seul résultat (spécificité partielle). La spécificité partielle est probablement l'effet le plus courant des troubles génétiques de la déficience intellectuelle, car des facteurs tels que le développement, l'environnement et le reste du génome de l'individu affectent tous le comportement.

Le concept de spécificité partielle est particulièrement pertinent pour le syndrome d'Angelman. Dans le consensus concernant le syndrome d'Angelman, les quatre caractéristiques cliniques cohérentes à 100 % (retard de développement, troubles de la parole, troubles du mouvement et unicité du comportement) sont également observées chez les personnes qui ne sont pas atteintes du syndrome d'Angelman. En outre, dans les premiers articles sur le syndrome d'Angelman en 1965, le rôle de l'environnement a été reconnu dans ses descriptions de trois enfants. Il a été rapporté que les trois enfants avaient « des paroxysmes de rire facilement provoqués et prolongés », une caractéristique qui a continué à être associée au syndrome d'Angelman.

Avant de s'intéresser au développement des troubles comportementaux chez les sujets handicapés, il convient de comprendre comment les enfants non handicapés développent de tels comportements.

L'apparition d'un comportement problématique au cours des premières années peut placer les enfants sur des trajectoires de développement défavorables. Cela est particulièrement vrai dans le cas des premiers problèmes de comportements extériorisés (c'est-à-dire l'hyperactivité, l'agressivité), qui peuvent conduire à des problèmes persistants et à de mauvais résultats scolaires. Les garçons et les filles ont tendance à présenter des comportements problématiques différents : les garçons ont des taux plus élevés de problèmes d'externalisation et, dans une certaine mesure, les filles ont plus de problèmes d'intériorisation (retrait, dépression). Des recherches ont montré que les enfants handicapés sont plus susceptibles que leurs pairs non handicapés de présenter des problèmes de comportement, y compris des problèmes sociaux et avec leurs pairs, des problèmes de conduite inappropriée, des comportements oppositionnels, des difficultés d'attention et d'hyperactivité, et des problèmes d'intériorisation. Pourtant, nous savons peu de choses sur la mesure dans laquelle les associations entre le handicap et le comportement sont liées au stade de développement des enfants et si elles s'atténuent ou s'intensifient au moment de l'entrée à l'école.

Nous connaissons, grâce à des décennies de recherche, la nature critique des premières années de vie, au cours desquelles les gènes et l'environnement, et l'interaction entre les deux, déclenchent le développement de structures cérébrales qui affectent les enfants pour le reste de leur vie. De façon plus proche, le développement des enfants jusqu'à l'âge de 3 ans fournit les éléments constitutifs des comportements sociaux de plus en plus complexes, de la maturité émotionnelle, de la capacité de résolution de problèmes et des compétences précoces en littératie et en numératie, qui sont essentielles à l'entrée à l'école. La littératie et la numératie sont des processus continus et actifs qui commencent à la naissance et se développent tout au long de la vie. Elles sont essentielles pour réussir dans les apprentissages, la vie quotidienne et la participation à la société. Elles sont utilisées pour prendre des décisions qui influent sur notre vie personnelle. Elles sont les moyens par lesquels les élèves développent leurs connaissances et leur compréhension dans chaque matière ou discipline. Elles ont une responsabilité que se partagent tous les éducateurs de la maternelle à la terminale pour chaque matière ou discipline.

Pour certains enfants, les problèmes de comportement précoces sont temporaires, résolus au cours du développement normal, tandis que pour d'autres, ils persistent ou même s'intensifient au cours des premières années d'école. L'entrée à l'école représente une expansion de l'écologie du développement des enfants, de la primauté des parents et de l'environnement familial pour intégrer le contexte scolaire et les pairs. **La question de savoir si le**

développement comportemental des enfants handicapés suit celui de leurs camarades non handicapés au cours des premières années, en suivant cette transition à l'école, est une entreprise empirique importante, dont une meilleure compréhension aidera à déterminer le calendrier des interventions pour les enfants handicapés.

Notre compréhension actuelle de l'association entre le handicap et le comportement, est limitée par l'accent mis sur des déficiences ou des conditions particulières, ainsi que le recours à des études localisées à petite échelle, qui entravent toutes deux les généralisations. **Le handicap englobe les problèmes de santé à long terme, les problèmes de santé mentale et les déficiences sensorielles, entre autres, ce qui nous permet de cerner un plus large éventail de conditions de handicap.**

L'utilisation de cette mesure améliore notre compréhension des associations entre le handicap, plutôt que des déficiences ou des conditions spécifiques qui peuvent être ou non limitantes. Ainsi le comportement, des expériences enrichissantes à la maison pourraient contribuer à atténuer le développement de problèmes de comportement chez les jeunes enfants handicapés. D'autre part, étant donné les niveaux accrus de stress parental associés à la parentalité d'un jeune enfant handicapé, il se peut que des climats familiaux moins favorables exacerbent les différences de problèmes de comportement entre enfants handicapés et non handicapés, et cela malgré la richesse des recherches, notamment des tests sur l'importance de l'environnement familial sur le développement des enfants, et les moyens par lesquels il peut atténuer le désavantage socio-économique. La recherche n'a pas examiné si les environnements familiaux favorisent une plus grande convergence ou divergence des trajectoires comportementales entre les enfants handicapés et non handicapés au fil du temps. Il convient de mesurer le rôle modérateur de la chaleur et de la dureté parentales et de l'environnement d'apprentissage à domicile sur les trajectoires comportementales des enfants handicapés. Notamment pour mieux comprendre quels aspects de la parentalité et de l'environnement familial atténuent ou exacerbent les comportements problématiques.

Quatre comportements sont problématiques :

- les problèmes de conduite,
- l'hyperactivité,
- les problèmes avec les pairs
-les symptômes émotionnels semblent les plus pertinents.

Il a été démontré que ces différents types de comportements problématiques sont importants pour le développement des enfants. Ainsi, peuvent-ils être présents différemment au fil du temps pour les enfants handicapés et non handicapés. Un grand nombre de recherches atteste de trajectoires spécifiques associées aux quatre types de problèmes de comportement de l'enfance. La prématernelle et les premières années d'école étant considérées comme le moment où la plupart des enfants apprennent à contrôler tôt, les comportements problématiques, en particulier les comportements d'exclusion.

Alors que la conduite, l'hyperactivité et les problèmes avec les pairs, diminuent généralement au cours de cette période, les symptômes émotionnels ont tendance à être stables ou en augmentation. L'exception à cette tendance générale est un petit sous-ensemble d'enfants, comprenant plus de garçons que de filles, qui présentent des niveaux élevés d'agressivité physique qui persistent. Ces études ne font cependant pas de distinction entre les enfants handicapés et non handicapés. Des études qui ont exploré la relation entre le handicap et le comportement au cours des premières années ont montré que, par rapport aux enfants non handicapés, les enfants handicapés éprouvent plus de problèmes de comportement globaux, c'est-à-dire, des problèmes plus graves et cliniquement significatifs et des comportements problématiques plus persistants. Les difficultés générales signalées pour la conduite, l'hyperactivité et les problèmes avec les pairs au cours des premières années d'école peuvent survenir plus tard ou pas du tout pour les enfants handicapés. De plus, une étude récente a révélé que les enfants handicapés étaient particulièrement sensibles à l'augmentation des symptômes d'internalisation. Les problèmes d'internalisation regroupent principalement la dépression et l'anxiété. Les symptômes de dépression chez les enfants plus âgés incluent la tristesse, les problèmes d'alimentation (perte ou prise de poids), les perturbations du sommeil, le manque d'énergie et la faible estime de soi. Ces résultats sont en grande partie basés sur de petits échantillons non représentatifs et ont tendance à se concentrer sur un type particulier de déficience et un comportement problématique plus global (plutôt que sur des types spécifiques). L'exploration de quatre trajectoires comportementales à travers un échantillon représentatif d'enfants nous permet d'évaluer comment les enfants handicapés et non handicapés peuvent réagir différemment à l'entrée à l'école. Un vaste corpus de recherches a démontré que la parentalité caractérisée par des niveaux élevés de chaleur humaine, de stimulation cognitive et de définition claire des limites est associée à des résultats émotionnels et comportementaux favorables pour les enfants. Avec les conclusions opposées pour la parentalité caractérisée par une discipline sévère et arbitraire ou un détachement émotionnel. Les parents peuvent également fournir du matériel et des expériences dans l'environnement domestique, comme la lecture et d'autres activités d'apprentissage qui favorisent le développement comportemental précoce des enfants.

Cependant, la parentalité d'un enfant handicapé peut entraîner des comportements parentaux non optimaux. **Les parents d'enfants handicapés présentent des niveaux de stress plus élevés, plus de difficultés d'adaptation et plus de conflits que les autres parents, ce qui peut entraîner une augmentation des problèmes de comportement des enfants au fil du temps bien que ces études n'aient pas fait la distinction entre les types de comportements problématiques.** La capacité des parents à devenir parents de manière positive dépend, en partie, de leur capacité à reconnaître et à interpréter le comportement et les états émotionnels de leurs enfants, ce qui peut être difficile avec les enfants handicapés. Certains parents s'adaptent avec succès au fait d'avoir un enfant handicapé et sont capables de répondre à leurs besoins spéciaux, tandis que d'autres sont confrontés à des défis continus quant à leur compétence et à leur confiance en tant que parents, se retrouvant coincés dans des schémas d'interaction négatifs. Les comportements parentaux défavorables, tels que le manque de réactivité, la discipline sévère et le contrôle négatif exacerbent les problèmes de comportement d'extériorisation et d'intériorisation des enfants handicapés, tandis que les comportements parentaux positifs peuvent les protéger des problèmes de développement futurs. Une étude britannique a révélé que la qualité de la relation parent-enfant était un meilleur prédicteur des problèmes de comportement globaux des jeunes enfants handicapés à l'âge de 5 ans. Une meilleure compréhension de ces nuances pourrait aider à informer le moment et le contenu des interventions de soutien aux familles avec enfants handicapés.

Les personnes ayant une déficience intellectuelle semblent être vulnérables quant au développement de problèmes de comportement. Des études ont rapporté que 7 à 15 % des personnes ayant une déficience intellectuelle « administrative » (c'est-à-dire les personnes handicapées mentales qui reçoivent des services des autorités) ont de graves problèmes de comportement. **Les problèmes de comportement graves chez les personnes ayant une déficience intellectuelle sont souvent qualifiés de comportements « difficiles » et l'agressivité envers les autres, les crises de colère, les cris ou les cris et l'automutilation sont des exemples de comportements auxquels il peut être difficile de s'identifier pour la famille, le personnel de soutien et les autres.**

De tels comportements peuvent être trop contrôlés par les personnes de l'entourage proche et entraîner un isolement social en limitant les possibilités de participer aux activités de partage avec les autres. Par ailleurs, il peut être très difficile d'établir des conditions de vie dignes pour les personnes atteintes de graves problèmes de comportement.

La prévalence de 7 à 15 % implique également que 85 à 93 % des personnes handicapées mentales ne présentent pas de problèmes de comportement graves, même lorsque leur déficience intellectuelle est grave ou profonde. La présence de problèmes de comportement doit donc indiquer un problème supplémentaire à la déficience intellectuelle, une comorbidité et/ou une situation de vie difficile. Plusieurs auteurs ont suggéré que les problèmes de comportement peuvent être des indicateurs de troubles psychiatriques chez les individus ayant une déficience intellectuelle. Mais la relation entre les problèmes de comportement et les troubles psychiatriques sont encore un domaine sous-étudié, et les résultats des études empiriques varient. Par exemple, il a été trouvé une incidence plus élevée de troubles psychiatriques chez les déficients intellectuels ayant un comportement difficile que chez les personnes handicapées intellectuelles sans comportement difficile. Des résultats similaires ont été rapportés par d'autres chercheurs qui ont trouvé un taux plus élevé de symptômes psychiatriques chez les personnes handicapées intellectuellement, qui avaient été confiées à des services spécialisés pour les problèmes de comportement mais qui n'ont montré aucun trouble même minime, en particulier lié à l'anxiété et à la psychose. Les personnes ayant une déficience intellectuelle et un comportement physiquement agressif, avaient pour la moitié un trouble psychiatrique probable. La présence de problèmes de comportement augmente la probabilité de presque toutes les affections psychiatriques. Il a été constaté notamment que les individus qui présentaient des symptômes maniaques étaient plus susceptibles que les témoins de manifester de l'agressivité et d'autres comportements problématiques pendant les repas. Il existe des corrélations entre une gamme de symptômes psychiatriques et un comportement spécifique, mais conclure qu'il est peu probable que la plupart des problèmes de comportement chez les personnes atteintes de déficience intellectuelle sont sous-tendues par des troubles psychiatriques. Il a été comparé des personnes handicapées mentales avec et sans autisme et un niveau global élevé de problèmes de comportement, et il a été constaté que l'autisme était associé à davantage de symptômes psychiatriques, surtout les formes les plus sévères d'autisme. Il n'a pas été trouvé des corrélations significatives entre les formes graves de problèmes de comportement (agressivité, destruction, automutilation et stéréotypes) chez les personnes ayant une déficience intellectuelle et la présence d'un diagnostic psychiatrique majeur dans leur journal. Il n'a pas été trouvé de différences significatives entre les personnes déprimées et non déprimées. En ce qui concerne les problèmes de comportement tels que l'automutilation et l'agressivité. Les résultats empiriques mitigés signifient que la relation entre les problèmes de comportement et les troubles psychiatriques n'est pas claire. L'une des raisons peut être que les études varient considérablement dans leur méthodologie, en ce qui concerne les mesures d'échantillonnage et d'évaluation appliquées. La relation observée entre les troubles du comportement et les troubles psychiatriques peut être influencée, par exemple, par des facteurs liés au type de trouble psychiatrique, le type et la gravité des problèmes de comportement, le degré de déficience intellectuelle et le type de conditions de vie, car ces facteurs varient d'une étude à l'autre.

CHAPITRE 10
ETIOLOGIE DES TROUBLES DU COMPORTEMENT

Les troubles émotionnels et comportementaux sont si perturbateurs que les parents et d'autres personnes veulent savoir ce qui les cause. Lorsqu'un enfant ou un adolescent a constamment des explosions émotionnelles ou physiques intenses, ses relations et son apprentissage en souffrent. Les adultes et les autres enfants et adolescents sont également affectés par les éruptions de sentiments et de comportements problématiques. Malheureusement pour les parents et les autres adultes dans la vie de l'enfant, les causes des troubles émotionnels et comportementaux sont encore largement inconnues ou mal comprises. Des théories sont cependant développées et étudiées, et certaines ont émergé qui semblent être des causes solides de ces troubles difficiles.

Au fur et à mesure que les chercheurs en psychologie ont étudié les modèles de comportement et les dysfonctionnements émotionnels, ils ont découvert que les causes des troubles émotionnels et comportementaux se répartissent en différents groupes. Quatre causes sont à l'origine des troubles du comportement et des émotions :

- Biologique
- Développementale
- Liée à l'environnement y compris le foyer
- Apprise

Bien qu'il n'y ait pas de cause unique aux troubles émotionnels et comportementaux, il existe des facteurs qui contribuent aux actions non désirées et à l'expression des sentiments.

Causes biologiques des troubles émotionnels et comportementaux

Le cerveau lui-même est souvent à l'origine du développement des troubles émotionnels et comportementaux. Parfois, il y a un déséquilibre chimique. D'autres fois, le développement du cerveau est affecté. Parfois aussi, les lésions cérébrales entraînent des problèmes dans le centre émotionnel du cerveau. **Vivre un traumatisme, avec ou sans diagnostic de trouble de stress post-traumatique, affecte les transmissions cérébrales et peut entraîner des problèmes émotionnels et comportementaux.**

Parfois, les problèmes de grossesse et d'accouchement d'une mère peuvent causer des dommages à un bébé en gestation ou à un nouveau-né. Ces difficultés peuvent contribuer à de futurs troubles émotionnels et comportementaux. De plus, si la mère d'un enfant a consommé de la drogue ou de l'alcool pendant la grossesse, l'enfant est exposé à un risque accru de nombreux problèmes de santé physique et mentale, y compris des troubles émotionnels et comportementaux.

La maladie est une cause suspectée de troubles émotionnels et comportementaux. Il a été démontré que les maladies ou les handicaps physiques provoquent ou contribuent à des troubles du comportement et des émotions. Bien qu'il ne s'agisse pas d'une maladie, la malnutrition a également été impliquée dans ces troubles.

La génétique, semble-t-il, joue également un rôle dans le développement des troubles émotionnels et comportementaux, bien que le lien exact reste incertain. La personnalité est peut-être liée à la génétique. **Le tempérament (personnalité) d'un enfant peut le prédisposer à des problèmes et troubles émotionnels et**

comportementaux si d'autres circonstances sont présentes.

Causes développementales des troubles émotionnels et comportementaux

Le développement fait référence au processus continu de changement et de maturation. Chaque étape de la vie comporte des tâches qui doivent être accomplies avec succès pour une bonne santé mentale et la satisfaction de vivre. Lorsque le développement d'un enfant est perturbé et problématique, il peut y avoir des conséquences négatives pour la santé mentale et la croissance cognitive.

Les troubles émotionnels et développementaux peuvent provenir de ces causes développementales :

- *Des problèmes d'attachement*, soit un manque d'attachement positif à l'aidant principal, soit un attachement excessif entraînant une adhérence et des difficultés à se séparer de l'aidant naturel,
- Un échec à développer la confiance pendant la petite enfance, entraînant la peur et la méfiance,
- *Une incapacité d'expérimenter une certaine autonomie* et d'intérioriser plutôt un sentiment de honte pour l'exploration,
- Le fait de *déjouer les tentatives pour faire preuve d'initiative et au lieu de cela, culpabiliser de ne pas essayer de nouvelles choses,*
- *Un défaut d'éprouver un sentiment de compétence*, qui conduit à des sentiments d'infériorité, pendant les années scolaires élémentaires

Lorsque les enfants ne réussissent pas l'une de ces tâches, leur risque de développer des troubles émotionnels et comportementaux augmente. Plus un enfant a de problèmes de développement, plus le risque de troubles émotionnels et comportementaux est grand.

Causes des troubles émotionnels et comportementaux : la vie à la maison

Les parents sont essentiels quant au bon développement de leurs enfants. Certains aspects de la parentalité ou de l'environnement familial peuvent contribuer aux troubles émotionnels et comportementaux. Ceux-ci incluent :

- Un stress important et chronique à la maison,
- Un manque de structures familiales,
- Un style parental autoritaire avec des règles et des punitions rigides et excessives,
- Une parentalité permissive avec peu ou pas d'attentes, de limites ou d'établissement de comportements acceptables,
- Des attentes de l'enfant et une discipline incohérente,
- Des parents éloignés et désintéressés,
- Des abus sexuels,
- Une violence verbale ou corporelle et un dysfonctionnement général à la maison,
-Des interactions plus négatives que positives à la maison

Créer et maintenir un environnement sain, positif et aimant est sain pour tout le monde à la maison. Il existe des programmes parentaux pour aider les parents et les enfants à s'épanouir.

Ceci étant dit, le « métier » de parent est un des plus difficiles qui soit.

Comportement appris : une cause de troubles émotionnels et du comportement

Parfois, il n'y a pas de causes biologiques ou développementales sous-jacentes aux troubles émotionnels et comportementaux. Au lieu de cela, les enfants apprennent que les explosions leur procurent ce qu'ils veulent et ce dont ils ont besoin : notamment l'attention des adultes dans leur vie.

Les façons dont ils intègrent cela, incluent :

- Des niveaux élevés de négativité et de pessimisme modélisés à la maison,
- L'association de la punition pour les problèmes de comportement à une plus grande attention,
- La prise de conscience que le passage à l'acte est le seul moyen d'obtenir une réponse des parents ou des enseignants.

De multiples facteurs sont des causes potentielles de troubles émotionnels et comportementaux. Savoir comment la biologie, le développement, la parentalité et l'environnement familial contribuent aux troubles émotionnels et comportementaux, aidera à prendre des mesures pour offrir aux enfants des expériences positives de la naissance (ou prénatale) à l'enfance et à l'adolescence. L'attitude de certains parents ne permet pas à leur enfant de faire des expériences, de vivre sa vie. Cette posture est parfois liée, concernant des enfants handicapés, à la différence entre l'enfant rêvé et la réalité de l'enfant né. Certains parents s'enferment dans une certitude « d'épreuve divine », ils n'ont alors que les solutions de rejet, de réparation, ou d'enfant roi…

Points de pratique pour déterminer l'étiologie

1- L'évaluation de l'étiologie du trouble du comportement doit inclure l'identité de la personne, c'est-à-dire l'identification d'une représentation de soi qui accommode la réalité.

2- La présence de traits autistiques doit être identifiée chez tout individu présentant un trouble du comportement.

3- L'évaluation des comportements difficiles doit inclure une évaluation de la psychopathologie comorbide telle que le trouble déficitaire de l'attention / hyperactivité (TDAH).

4- Chez tous les individus, l'association entre les crises comitiales et les changements de comportement péri-ictaux doit être identifiée.

Pourquoi est-ce important ?

5- Chez tous les individus, l'association entre l'aggravation ou l'amélioration des crises et le changement de comportement doit être évaluée.

Ce chapitre peut sembler inadapté au polyhandicap de l'enfant, cependant si beaucoup de troubles comportementaux chez ces enfants peuvent paraître essentiellement biologiques, il est certain que leur interaction avec le monde qui les entoure, a aussi son importance. Les parents peuvent être légitimement exaspérés par un enfant présentant un polyhandicap, il est difficile parfois « qu'ils ne jettent pas le manche après la cognée ».

Le rôle des éducateurs peut s'avérer primordial.

CHAPITRE 11
LES TROUBLES DU LANGAGE

Dans le polyhandicap, les troubles du langage sont la norme. C'est souvent une porte d'entrée dans le diagnostic. Dans le DSM 5, les troubles du langage sont classés comme troubles de la communication. **La communication comprend toutes les entrées verbales et non verbales utilisées pour transmettre des informations entre les individus, y compris le langage et la parole.**

La parole est la production orale du langage. Un retard de la parole peut donc refléter des troubles de la parole et/ou de la communication. **Historiquement, les troubles du langage ont été désignés par une variété de termes, y compris troubles du développement du langage et déficience spécifique du langage.**

Les estimations de la prévalence des troubles du langage varient généralement entre 3 et 8 % dans la population générale. Les troubles du langage sont héréditaires et semblent généralement polygéniques, bien que certains facteurs génétiques spécifiques, y compris le gène FOXP2 et les marqueurs de liaison sur les chromosomes 3, 6 et 19 aient été identifiés. Les troubles du langage peuvent également être acquis à la suite d'une infection, d'une lésion cérébrale, d'une négligence, et des abus d'alcool par exemple.

Les difficultés langagières précoces sont un facteur de risque d'altération des capacités de lecture, de mémoire et de capacités non verbales, bien que les modèles individuels de forces et de faiblesses dans des aspects distincts du langage puissent varier dans le temps. Dans certains cas, une "récupération illusoire" se produit, où le langage d'un enfant semble se normaliser, mais les déficits refont surface. De plus, le langage peut plafonner au début de l'adolescence, creusant l'écart entre les enfants avec et sans troubles du langage. Les troubles du langage réceptif ont de pires pronostics que les déficiences de langage expressif. Les déficits de compréhension sont moins sensibles à la thérapie et ne se résolvent pas spontanément ; ils sont liés à des difficultés sociales, des luttes avec un raisonnement non verbal et des troubles psychiatriques.

Retard de langage et « locuteurs tardifs » *versus* trouble du langage

La variabilité naturelle de l'acquisition du langage peut compliquer l'évaluation des retards précoces afin de les distinguer des troubles du langage, ceux-ci impliquent des symptômes plus persistants. La prévalence de l'émergence tardive du langage chez les enfants de 2 ans varie entre 10 % et 20 %, et les garçons sont 3 fois plus susceptibles d'être touchés que les filles. La majorité de ces enfants n'ont finalement pas de troubles du langage. Ce groupe de « locuteurs tardifs » peut avoir seulement quelques mots à l'âge de 2 ans, mais à l'âge de 3 ans, avoir les mêmes compétences que leurs pairs du langage expressif. Parce que seuls certains enfants avec une émergence tardive du langage auront des troubles du langage, l'évaluation et la gestion de ce groupe a été étudiée. Par rapport à ceux qui développent des troubles du langage, les locuteurs tardifs utilisent des gestes plus communicatifs, ils sont moins susceptibles d'avoir un retard de langage réceptif et de présenter un meilleur rappel des phrases lors des tests standardisés. **Néanmoins, les tout-petits et les enfants d'âge préscolaire ayant une émergence tardive du langage doivent être confiés à un orthophoniste, car ils peuvent présenter ultérieurement, des difficultés de langage et d'alphabétisation.** En présence de facteurs de risque associés pour le langage, tels que les troubles du spectre autistique (TSA), un retard global du développement ou une déficience auditive doivent être recherchés. Pour les enfants à faible risque, une surveillance est recommandée, ainsi que des conseils aux parents pour fournir une stimulation indirecte du langage. Si des retards persistants ou des problèmes de développement supplémentaires surviennent, une évaluation complète et une intervention directe peuvent être justifiées.

Évaluation

L'anamnèse devrait passer en revue non seulement le développement du langage et ses jalons, mais aussi tout autre retard ; à savoir, un comportement difficile, des troubles de l'humeur et de l'anxiété, et des traumatismes pouvant entraîner des troubles du développement. Dans les troubles du langage, les progrès sont généralement lents dès le début, et la régression est rare, contrairement au TSA. Bien que les retards de langage se produisent fréquemment, ils ne sont pas une marque de fabrique. Les troubles du langage réceptif et expressif se produisent fréquemment, et les difficultés de compréhension, en particulier, sont un signal d'alarme pour des difficultés chroniques.

L'examen de l'état mental doit comprendre :

- la forme, la fonction et l'utilisation des langages, y compris l'articulation,
- la fluidité et le ton, la compréhension,
- la fréquence et la complexité de la communication verbale, du vocabulaire,
- la réciprocité sociale,
- l'usage et la réactivité à la communication non verbale, comme les gestes, le langage corporel et l'expression du visage.

Il faut également prendre la peine de dépister le développement social anormal, compte-tenu de l'association du retard de langage et le TSA. Le bilan médical consiste d'abord à exclure les conditions d'audition et à orienter vers un médecin audiologue. Une évaluation oro-motrice doit être envisagée s'il y a des problèmes phonologiques, ou si l'enfant a des difficultés à s'alimenter ou bave.

Les tests génétiques ne sont pas de routine, car il n'y a pas de marqueurs génétiques communs fortement associés aux troubles du langage, mais un praticien en génétique doit être sollicité pour évaluer des caractéristiques suggérant un syndrome génétique. En cas de régression ou de crainte de convulsions, une orientation rapide vers un neurologue est nécessaire.

Diagnostic différentiel

Plusieurs conditions peuvent présenter des difficultés de communication dans la petite enfance ; dans certains cas, ceux-ci peuvent être comorbides avec des troubles du langage, de sorte que des examens de la parole / du langage restent indiqués :

• *Déficience auditive :* comme mentionné ci-dessus, cette possibilité doit être envisagée tôt dans l'évaluation. Pour les enfants ayant un trouble du langage, il existe un risque de diminution de l'audition au fil du temps, et l'audition doit donc être surveillée.

• *Déficience intellectuelle (DI) :* des retards de langage se produisent fréquemment en cas de DI, bien que seul un sous-ensemble des individus ayant une DI, présentent finalement des déficiences compatibles avec un trouble du langage. Les problèmes de langage marqués chez les personnes ayant une DI devraient faire l'objet d'une évaluation et traitement.

• *TSA :* les retards et les troubles du langage sont fréquents chez les TSA, même lorsqu'ils se posent des questions de langage pragmatique, qui sont universelles. La compétence pragmatique permet de faciliter les interactions sociales. La compétence pragmatique est utilisée pour accomplir diverses communications sociales. Par exemple pour demander, raconter, clarifier ou encore assister. La prise en compte du TSA est importante étant donné le fort avantage d'une intervention précoce pour les TSA.

• *Trouble de l'attention avec hyperkinésie (TDAH)* : l'inattention et l'impulsivité peuvent nuire aux occasions d'apprendre et favoriser les compétences linguistiques, en particulier celles liées à la pragmatique. Les enfants avec TDAH ont également des taux plus élevés de troubles du langage.

• *Mutisme sélectif :* dans cette condition, un faible rendement linguistique se manifeste dans certains environnements, par exemple, à l'école mais pas à la maison. Le mutisme sélectif est conceptualisé comme un trouble anxieux, bien que des problèmes d'élocution et de langage coexistent souvent.

Comportements difficiles et comorbidités

Comme les enfants ayant une DI, les enfants ayant des troubles du langage courent un risque accru de comportements difficiles et de comorbidités psychiatriques. Parmi les enfants avec un trouble de langage, 40 à 75 % présentent des comportements difficiles et 30 à 50 % ont des troubles psychiatriques, le plus souvent le TDAH, les troubles anxieux, les troubles des conduites et les troubles de l'humeur. Inversement, la recherche suggère que 40 % des enfants ayant des diagnostics psychiatriques ont également un trouble du langage. Des travaux ont montré que l'augmentation des taux des diagnostics psychiatriques se poursuit jusqu'au début de l'âge adulte, et qu'une diminution des troubles psychiatriques et de la comorbidité était associée à l'éducation spécialisée. Les comportements difficiles courants comprennent à la fois des symptômes d'intériorisation et d'extériorisation. Une hyperactivité et des difficultés d'attention sont fréquemment observées, ainsi que timidité, retrait social et mauvaise estime de soi. Les déficits socio-émotionnels peuvent également être présents, y compris la difficulté à déduire les réactions émotionnelles et à réguler les émotions. À mesure que les enfants grandissent, ils peuvent avoir du mal à nouer et à maintenir des relations étroites et sont plus susceptibles d'être victimes d'intimidation et d'abus sexuels.

La gestion

Les psychiatres jouent un rôle important dans la prise en charge des comorbidités psychiatriques, ainsi que pour surveiller les progrès et coordonner les soins. En plus de s'appuyer sur une expertise orthophonique, ils peuvent aider les familles à obtenir une évaluation et plaider l'obtention d'autres services ou de logements éducatifs. **Parce que les psychiatres sont en mesure de corréler la fonction du langage avec les symptômes psychiatriques, ils peuvent fournir des informations contextuelles sur la relation entre la fonction langagière d'un enfant et les problèmes de comportement associés.** Ces informations peuvent aboutir à des interventions comportementales structurées et ciblées et réduire les erreurs d'interprétations des comportements.

Interventions langagières : principes, approches et modalités

Les principes d'une intervention efficace comprennent la facilitation du langage dans le contexte de la communication avec une évaluation régulière de la réponse et une adaptation des objectifs et stratégies de traitement en fonction du style d'apprentissage, des progrès et des besoins de chacun. Une intervention précoce est recommandée, car une croissance accélérée du langage a tendance à se produire plus tôt, dans l'enfance.

Les interventions linguistiques englobent une variété d'approches, de types de traitement et de modalités. La thérapie doit être basée sur les besoins spécifiques de l'enfant+ et son style d'apprentissage, identifiés par des tests standardisés, les préoccupations des parents et les commentaires des enseignants. Pour les enfants d'âge préscolaire, les objectifs seront d'inclure l'augmentation du vocabulaire, la compréhension conceptuelle et la variété des phrases et leur complexité. Les objectifs de communication associés peuvent impliquer l'amélioration de l'intelligibilité et de la conscience phonologique, ainsi que des compétences conversationnelles et narratives. Les compétences sociales doivent également être évaluées, compte-tenu de l'interrelation connue de la fonction sociale et de la langue. Chez les enfants d'âge préscolaire ayant des compétences linguistiques émergentes, les interventions médiées par les parents sont souvent mises en œuvre. **Une certaine inquiétude a été exprimée du fait que les formes de communication améliorées peuvent remplacer entièrement la parole et donc restreindre le développement communicatif de l'enfant. Cependant pour des polyhandicapés cela peut être une solution !**

Directions futures

Bien que la santé mentale et les troubles neurodéveloppementaux de la petite enfance soient de mieux en mieux connus, les retards de diagnostic demeurent préoccupants. Le développement de dépistages et la formation élargie des pédopsychiatres en troubles neurodéveloppementaux sont des considérations de santé publique pour favoriser une identification des problèmes et leur gestion. **La recherche translationnelle en génétique, ainsi qu'en neurosciences, sera importante pour élucider comment les mécanismes des troubles cognitifs interagissent avec le risque de psychopathologie, améliorant ainsi la précision diagnostique, les traitements et la prévention.**

CHAPITRE 12
BIEN-ÊTRE ET POLYHANDICAP

Les personnes ayant un polyhandicap ne peuvent pas parler de leur qualité de vie, ce qui oblige les autres à s'impliquer. Dans les approches actuelles, ces « autres » sont vus comme des évaluateurs essayant de décrire la qualité de vie aussi objectivement que possible, ce qui implique une synthèse de leurs expériences, à travers laquelle ils développent des connaissances sur la qualité de vie de la personne avec un polyhandicap. Il semble important de donner aux éducateurs spécialisés et autres personnels une base théorique des connaissances sur la qualité de vie d'une personne atteinte de polyhandicap. **Nous pensons que les « soignants » devraient être considérés comme des témoins et non comme des évaluateurs, et leurs déclarations sur la qualité de la vie comme des témoignages et non comme des évaluations.**

Le public juge la fiabilité de ces témoins comme intersubjective, ce qui implique une relation caractérisée par la confiance et la prudence. La prudence est aussi nécessaire, elle aide le témoin à aborder de manière critique ses propres interprétations et l'aide à créer des témoignages plus fiables. **Le concept de témoignage aide à reconnaître les connaissances expérientielles des soignants sur la qualité de vie d'une personne atteinte de polyhandicap, ce qui peut également s'appliquer à d'autres personnes qui ne peuvent pas parler de leur propre qualité de vie.**

L'une des difficultés pour évaluer la qualité de vie est la mesure du bien-être subjectif des personnes ayant un polyhandicap. Étant donné que les personnes atteintes de polyhandicap n'ont pas les capacités cognitives et communicatives nécessaires pour porter un jugement global de leur vie, les auto-évaluations de leur bien-être subjectif ne sont pas applicables. Une alternative fréquemment utilisée est « l'approche par procuration », dans laquelle une personne qui connaît bien la personne se fait une opinion sur plusieurs aspects de la vie de celle-ci, plutôt que la personne elle-même.

Le bien-être subjectif des personnes atteintes de polyhandicap se concentre, de plus en plus, sur le « niveau hédonique » ; celui-ci est défini comme « les expressions d'émotions ou d'humeurs positives ou négatives ». Les réactions émotionnelles directes sont complexes et multiformes. La mesure du niveau hédonique des personnes atteintes de polyhandicap doit donc se concentrer sur les aspects comportementaux, non verbaux et / ou physiologiques. Des procédures ont été développées qui impliquent une observation des expressions comportementales et non verbales de l'affect positif et négatif. Bien que ces procédures semblent prometteuses, elles doivent encore être validées. À ce jour, la composante physiologique des réactions émotionnelles n'a pas été incluse dans les mesures du bien-être subjectif des personnes atteintes de polyhandicap. **Certaines variables physiologiques ont été utilisées avec succès pour mesurer les réponses émotionnelles.** Elles semblent également faire la distinction entre les émotions positives et négatives. Elles donnent aussi des informations sur la fréquence, l'intensité et, dans une moindre mesure, la variabilité des émotions. A côté de cela, cette approche peut offrir la possibilité d'évaluer les émotions de manière plus objective et sans s'appuyer sur la position intermédiaire d'un « mandataire ». Étant donné que les paramètres physiologiques ne sont pas encore considérés comme des indicateurs d'émotions positives ou négatives quant au bien-être subjectif des personnes atteintes de polyhandicap, une étude préliminaire est nécessaire.

CHAPITRE 13
DOULEUR ET POLYHANDICAP

Difficultés à identifier la douleur

La douleur est difficile à identifier chez les enfants et adultes ayant une déficience intellectuelle et/ou des difficultés de communication. Il s'agit d'une expérience subjective et personnelle or l'étalon-or pour décrire et évaluer la douleur est une auto-évaluation. Souvent, cela n'est pas possible chez les personnes qui sont polyhandicapées. L'identification de la douleur est rendue plus difficile par le fait que la différenciation peut être difficile pour les enfants moins capables de comparer avec un état antérieur. Il en est de même pour les personnes ayant une déficience intellectuelle légère à modérée. **Un exemple courant est celui où les enfants décrivent des douleurs à l'estomac ou au dos, mais éprouvent en fait de l'anxiété.**

Risque accru de douleur

Les problèmes d'identification de la douleur sont particulièrement préoccupants parce que les personnes ayant une déficience intellectuelle présentant un polyhandicap ont des risques plus élevés de problèmes de santé associés à la douleur et à l'inconfort. Ces malades présentent des troubles respiratoires, des problèmes dentaires, une épilepsie, par exemple. Ce risque accru de problèmes de santé potentiels, démontre à quel point il est important que chacun puisse identifier la douleur et l'inconfort chez les gens ayant une déficience intellectuelle.

Accéder à un traitement adapté

La difficulté à identifier et à évaluer la douleur et les problèmes de santé, est susceptible de contribuer au sous-diagnostic des conditions médicales, entraînant une douleur et un inconfort continus. En fin de compte, l'amélioration de la compréhension de la douleur peut conduire à de meilleurs soins de santé et aider à aborder les inégalités auxquelles sont confrontés les personnes polyhandicapées.

Quelles peuvent être les causes de la douleur chez les enfants ayant une déficience intellectuelle ?

Il existe un certain nombre de causes possibles de douleur chez les enfants ayant une déficience intellectuelle. Ceux-ci inclus un risque accru de problèmes de santé, comportement d'automutilation et d'inconfort lorsque la cause de la déficience intellectuelle est également liée à une déficience physique limitant la mobilité.

Problèmes de santé

Certains problèmes de santé sont plus fréquents chez les personnes ayant une déficience intellectuelle et suggèrent une probabilité accrue de douleur. Ceux-ci comprennent :

- Une carie dentaire
- Un reflux gastro-œsophagien (reflux ou brûlures d'estomac)
- Des infections de l'oreille moyenne (également appelées otites moyennes)
- Une constipation.

En plus des problèmes de santé spécifiques qui sont plus fréquents chez les personnes ayant une déficience intellectuelle, certaines conditions qui causent une déficience intellectuelle sont associées à un large éventail de problèmes de santé qui indiquent un très fort besoin de surveiller les signes possibles de douleur.

Le reflux gastro-œsophagien est plus fréquent dans certains syndromes et troubles génétiques, dont le syndrome du Cri du Chat, le syndrome d'Angelman et le syndrome de Cornelia de Lange et dans les troubles du spectre autistique. Le risque de développer un diabète sucré est accru chez les porteurs du syndrome de Prader-Willi et les convulsions sont fréquentes chez les enfants atteints de paralysie cérébrale.

Inconfort

Certaines causes de déficience intellectuelle sont également liées à une déficience physique. Lorsqu'un handicap affecte la mobilité, les sujets peuvent être incapables de faire des ajustements à leur environnement pour faire face à des choses qui leur causent de l'inconfort. Lorsque la communication est limitée, cela peut également signifier que les personnes sont incapables de demander les ajustements nécessaires pour réduire l'inconfort. **Si les causes des malaises ne sont pas traitées, elles peuvent entraîner des douleurs.**

Les choses qui peuvent entraîner un inconfort comprennent

- Une mauvaise posture en position assise
- Une pression causée par la position assise ou allongée dans la même position pendant trop longtemps
- Des vêtements qui grattent.

Automutilation

Les personnes ayant une déficience intellectuelle courent un risque accru de développer des comportements d'automutilation (comme se cogner la tête ou se mordre), avec des taux de 4 à 10 % signalés. Il y a certaines situations caractéristiques spécifiquement associées à un risque accru d'automutilation.

Celles-ci incluent :
- Un degré plus élevé de déficience intellectuelle,
- Des niveaux élevés d'activité et d'impulsivité,
- Un trouble du spectre autistique,
- Des niveaux élevés de comportement répétitif et stéréotypé,
- Une déficience totale de communication
- Une humeur déprimée

Un certain nombre de syndromes génétiques sont également associés à un risque accru d'automutilation. Par exemple, dans le syndrome de Smith-Magenis, l'automutilation peut être particulièrement probable (jusqu'à 90 % des personnes atteintes du syndrome). Une conséquence évidente de l'automutilation peut être des dommages à la peau, tels que des ecchymoses ou des coupures et écorchures qui peuvent causer de la douleur. L'automutilation grave peut entraîner un traumatisme osseux et des fractures.

Une gamme de comportements d'automutilation peut entraîner de tels dommages, y compris le grattage au sang de la peau, des pincements, des auto-coups, des auto-morsures ; ou bien se cogner la tête ou les yeux. Se piquer peut également entraîner une gêne sans indication visible de dommages, tels que des maux de tête.

Cependant, il existe une relation assez compliquée entre la douleur et l'automutilation, alors qu'il semble clairement que l'automutilation entraînerait de la douleur, il existe également des preuves convaincantes la douleur augmente le risque qu'un enfant s'automutile.

CHAPITRE 14

PHARMACOLOGIE DU POLYHANDICAP

Les traitements pharmacologiques ne sont pas fondamentalement différents de ceux de gens non handicapés. Cependant, les personnes atteintes de polyhandicap ont besoin de soins de santé importants, soutenus et compliqués. Tous les problèmes identifiés récemment quant aux soins de santé des personnes handicapées mentales s'appliquent aux adultes présentant un polyhandicap. De plus, les personnes polyhandicapées font face à plusieurs problèmes spécifiques ; les services pour adultes ne sont souvent pas suffisamment développés pour reconnaître et intervenir efficacement :

- Soins posturaux : incapacité à protéger la forme du corps, mouvements difficiles, difficultés à respirer et à manger
- Dysphagie : problèmes de déglutition, nutrition problématique
- Épilepsie : crises mal contrôlées empêchant l'activité.

Ces problèmes peuvent entraîner de l'inconfort, de la douleur et une mort prématurée.

Un quatrième domaine identifié par les familles et les professionnels est la détection de la douleur et de la détresse induite ; entrainant la fourniture d'un soulagement efficace de la douleur et la nécessité d'un traitement de la cause sous-jacente.

Parler de pharmacologie du polyhandicap c'est relever un défi immense tant les pathologies rencontrées sont multiples. Cependant, il y a des constantes chez ces sujets, notamment les crises épileptiques, les troubles du comportement, entraînant souvent la prescription de psychotropes.

Anxiété

L'anxiété est associée à des niveaux les plus graves de polyhandicap et la découverte en est souvent inattendue. Cela peut s'expliquer par le fait que les personnes ayant un polyhandicap qui vivent dans un foyer tel qu'une maison d'accueil spécialisée (MAS), sont en fait plus gravement atteintes. Les personnes ayant un polyhandicap ont par définition des problèmes de comorbidité, et des difficultés à communiquer correctement, ce qui entraîne un déficit diagnostique et une utilisation accrue de médicaments. De plus, les difficultés de communication sont considérées comme un obstacle à l'accès aux soins pour les personnes ayant un polyhandicap. Par exemple, les difficultés à comprendre les questions du personnel médical sont un frein dans les prestations attendues. De plus, les difficultés à exprimer leurs pensées et leurs besoins entraînent de la peur et de l'anxiété, ce qui limite davantage leur capacité à communiquer efficacement avec les médecins. Les causes des comportements difficiles des polyhandicapés sont décrites dans des études qualitatives. Les résultats montrent que des facteurs interpersonnels (par exemple, le personnel d'accompagnement), des facteurs environnementaux (par exemple, un foyer d'accueil et/ou un service de soins de santé) et des facteurs intrapersonnels (par exemple, l'anxiété et/ou la dépression) peuvent être considérés comme des déclencheurs qui maintiennent un comportement difficile.

Le rôle du personnel et de l'environnement illustre l'importance de la connaissance et de la sensibilisation à ce qui est nécessaire pour fournir des soins de soutien aux personnes polyhandicapées. La qualité des soins est un aspect fondamental des soins aux personnes ayant des besoins complexes et de longue durée et dépend principalement de l'aide et du soutien du personnel dans la vie quotidienne. **Le personnel doit faire preuve de compréhension, de patience et de professionnalisme dans la prestation des soins de santé.** De plus, la recherche montre que les personnes ayant un polyhandicap connaissent des disparités importantes en matière de soins de santé, telles que des niveaux élevés de comorbidités et une prescription inappropriée de médicaments, par rapport aux patients non handicapés .**Une étude qualitative sur des personnes ayant un polyhandicap avec une déficience intellectuelle légère et souffrant d'anxiété et de dépression a décrit des « sentiments de rupture » en termes de dépassement émotionnel et de dommages physiques, de peur et d'incertitude.** Ces émotions les rendent incapables de détecter les signes avant-coureurs et isolés en raison de leurs problèmes de santé mentale. Identifier le problème est la première étape pour répondre à leurs besoins et réduire ces disparités en matière de soins de santé.

La prescription d'anxiolytiques ne répond pas forcément aux problèmes d'anxiété, dans mon exercice pour les polyhandicapés, je préconise la réassurance. Il faut éviter autant que faire se peut les benzodiazépines que l'on réserve aux crises comitiales et qui peuvent être désinhibitrices. Il convient de privilégier des médicaments tels que la cyamémazine (Tercian), voire les inhibiteurs du recaptage de la sérotonine. L'utilisation de sédatifs légers est aussi une bonne réponse. Il est parfois difficile de prescrire des sédatifs même légers, devant la réticence des parents.

Troubles de l'humeur

Contrairement aux résultats concernant l'anxiété et les anxiolytiques, aucune prescription excessive d'antidépresseurs n'est observée pour les personnes ayant une déficience intellectuelle. Cela pourrait indiquer que les troubles de l'humeur surviennent avec une gravité et une durée similaire chez les personnes polyhandicapées comme dans la population générale. Une autre interprétation pourrait être que les troubles de l'humeur sont associés à un comportement difficile dans une moindre mesure que l'anxiété, chez les personnes polyhandicapées. Les personnes ayant un polyhandicap ont un risque élevé de troubles de l'humeur, quoiqu'il soit difficile de parler de troubles de l'humeur chez les polyhandicapés, et bien que l'on puisse observer parfois des symptômes dépressifs ou d'agitation voire de désinhibition. **Doit- on qualifier cette symptomatologie de trouble de l'humeur ou du comportement ?**

Les indicateurs comportementaux indexant le profil de dépression dans la déficience intellectuelle sont les suivants : affect déprimé, anhédonie, irritabilité, troubles du sommeil, agitation psychomotrice, diminution de l'appétit, pleurs et fatigue/perte d'énergie/léthargie. Parmi ces comportements, tous sauf l'affect dépressif, la fatigue/perte d'énergie/léthargie ont montré une relation avec la dépression, car ils existent souvent hors dépression. **Cependant lors d'études chez des polyhandicapés, les deux principaux symptômes de la dépression, l'affect dépressif et l'anhédonie, se sont avérés discriminants entre les groupes déprimés et non déprimés.** Ces constatations doivent conduire à la prescription d'antidépresseurs.

Il est difficile de choisir un antidépresseur particulier, en effet, selon les pays et les habitudes de chacun d'eux, ce sont les antidépresseurs utilisés habituellement qui sont retenus. Mon expérience personnelle est de privilégier les inhibiteurs du recaptage de la sérotonine, qui, selon les doses peuvent être employés dans le traitement de l'anxiété.

La paroxétine peut se révéler parfois trop anticholinergique (attention à la rétention urinaire), mais la posologie de 20 à 50 mg par jour couvre un large spectre. A mon sens, la sertraline devait être réservée aux dépressions « obsessionnelles ». Quant à l'escitalopram c'est vraisemblablement l'antidépresseur le plus puissant.

Les stabilisateurs de l'humeur sont largement utilisés comme le valproate de sodium (Dépakine et Dépakote), plus dans un but anxiolytique que pour traiter une éventuelle bipolarité, extrêmement difficile à diagnostiquer, même si on peut parfois observer des périodes d'élation succéder à des périodes d'apathie. **Il est à considérer ces stabilisateurs de l'humeur dans les épisodes dépressifs des polyhandicapés sans qu'il y ait de données issues d'études spécifiques.**

Troubles psychotiques

Les troubles psychotiques sont souvent rencontrés chez les polyhandicapés. Il peut s'agir de psychoses infantiles jamais prises en charge médicalement, mais le plus souvent des symptômes psychotiques apparaissant au décours d'événements de vie (douleurs somatiques, vieillissement cérébral etc.)

Les médicaments les plus souvent utilisés sont des antipsychotiques tels que la quétiapine qui peut avoir un effet bénéfique sur l'humeur et la rispéridone qui s'avère vite sédative.

Comitialité

Les polyhandicapés souffrant d'épilepsie sont nombreux, ce qui fait que les établissements qui les reçoivent sont peuplés d'individus casqués, afin de les protéger de chutes. Comme il a pu être constaté dans les premiers chapitres beaucoup de maladies génétiques qui concourent au polyhandicap, présentent des épisodes comitiaux. Il en est de même des souffrances périnatales ou des AVC intra-utérins.

Le plus classique des antiépileptiques est l'acide valproïque, qui est aussi utilisé comme stabilisant de l'humeur. Il est donc tout à fait bienvenu pour les épileptiques présentant un polyhandicap. Étant donné, les formes graves d'épilepsie chez les polyhandicapés, il convient d'utiliser des associations. Le lévétiracétam (Keppra) est souvent le pilier du traitement, en association avec l'acide valproïque, le topiramate, la lamotrigine, la prégabaline etc.

Dysphagie

Il est souvent nécessaire de proposer des aliments faciles à ingérer, c'est-à-dire hachés, et pour les liquides des gels, pas pour tous les polyhandicapés bien sûr. Il convient en effet de donner des aliments les plus normaux possibles pour en garder la sapidité. Les problèmes de dysphagie existent souvent, ainsi que de reflux gastro-œsophagien (RGO).

Le reflux gastro-œsophagien est un trouble courant, et le traitement empirique par inhibiteur de la pompe à protons (IPP) est souvent la première étape de la prise en charge ; cependant, jusqu'à 40 % des patients restent symptomatiques malgré le traitement par IPP. Le reflux réfractaire fait référence à des symptômes persistants malgré un essai adéquat d'IPP, et la prise en charge reste difficile. Une combinaison d'évaluation clinique, d'évaluation endoscopique et, dans certains cas, de tests de la fonction œsophagienne peut aider à caractériser les patients présentant des symptômes de reflux réfractaire en phénotypes œsophagiens afin que le traitement approprié puisse être ciblé de manière plus optimale. **Les options médicales peuvent alors inclure l'ajout d'un antagoniste**

des récepteurs H2, d'alginates, de baclofène ou d'un traitement antidépresseur.

En pratique courante, chez les polyhandicapés, on utilise les inhibiteurs de la pompe à protons, qui sont des médicaments utilisés pour réduire la sécrétion acide gastrique, comme l'oméprazole, le lansoprazole etc. Il faut reconnaître que les diagnostics sont difficiles chez les polyhandicapés.

Il convient de se rappeler que l'essentiel est : **posture et texture.** Ce qui veut dire que les problèmes de dysphagie sont souvent liés à la mauvaise posture du polyhandicapé et souvent résolus par la consistance des aliments.

CHAPITRE 15
LE DÉFI DES FAMILES DEVANT LE POLYHANDICAP

Les conditions chroniques d'invalidité, à la fois médicales et émotionnelles, imposent des efforts supplémentaires aux parents, entraînant souvent des situations de stress. L'évaluation et l'amélioration du stress parental sont essentielles au bien-être et à la qualité de vie de l'enfant handicapé et de la famille. Parfois, les personnes en situation de handicap, aidées dans la plupart des actes de la vie quotidienne sont enfermées dans « une affluence de don et ne savent pas comment faire leur contre don » ; elles vont donc s'installer dans l'attitude qui leur semblera être celle souhaitée par leur aidant et ne développeront pas leur propre désir. L'entourage doit être vigilent à cela *(*cf. Marcel Mauss, *Essai sur le don et le contre don).* Par ailleurs, le stress parental a des implications cliniques et sociales, telles que la discorde conjugale, un déficit d'éducation des autres enfants et enfin parfois des abus sexuels.

Le stress parental et l'adaptation dépendent du type de handicap, des ressources d'adaptation de la famille et des soutiens formels et informels dans la communauté. De nombreuses études ont exploré la relation entre la parentalité, le stress et les diagnostics médicaux. Le stress parental dépend de la gravité, de l'imprévisibilité, du nombre de procédures invasives telles les chirurgies, et du type global de handicap, comportemental, développemental ou médical, plutôt que du diagnostic médical. **Une déficience comportementale et développementale est souvent associée avec un stress parental plus élevé, ce qui n'est pas très différent de ce qui se passe avec des enfants normaux.**

Les familles qui s'occupent d'un fils ou d'une fille présentant un polyhandicap sont confrontées à une charge exceptionnellement lourde, malgré l'ensemble des aides médicales et sociales. Dans une étude britannique, en moyenne, 60 % des parents d'enfants ou d'adultes ayant un polyhandicap, passent plus de dix heures par jour à des soins essentiels. Un tiers de ces parents ont dit que leur rôle était continu, qu'ils prenaient soin de leur fils ou de leur fille 24 heures par jour. Soixante pour cent des parents consacrent plus de huit heures par jour à des soins thérapeutiques et à des activités éducatives. Les parents ont été réveillés, en moyenne, trois fois par nuit afin de s'occuper de leur fils ou de leur fille.

Non seulement ces familles doivent consacrer du temps et des efforts afin de s'occuper du membre handicapé de leur famille (généralement dans le contexte de maintenir le reste de la vie familiale et de l'emploi), mais ils doivent aussi naviguer dans les complexités du système de services. La gravité et la complexité des besoins des personnes polyhandicapées sont telles que différentes spécialités et disciplines de la santé sont impliquées aux côtés des services sociaux, de l'éducation, du logement et de la sécurité sociale. Ces différentes ressources et ces différents professionnels doivent être trouvés, approchés, formés, aux besoins de l'individu et de sa famille.

Dans la même étude, 40 % des familles étaient en contact avec huit professionnels ou plus et 80 % pensaient que les professionnels étaient mal ou très mal coordonnés. Obtenir des services pouvant répondre aux besoins des personnes polyhandicapées peut également être très difficile. Une enquête auprès des professionnels et des familles a montré que seulement 6 % des répondants pensaient qu'il y avait une planification efficace pour la transition de services d'enfants vers des services d'adultes ; seulement 8 % pensaient que les gens recevaient autant de soins dans les services pour adultes et seulement 3 % pensaient qu'il y avait suffisamment de prestations de services pour adultes polyhandicapés. L'accès aux services devient un problème croissant. **Des familles signalent des ruptures de services, des difficultés à obtenir une évaluation et le resserrement des critères d'admissibilité aux services essentiels, bien que leurs besoins restent les mêmes ou, dans de nombreux cas, s'aggravent.**

En France, ce sont les parents d'autistes qui découvrent souvent le vide qui existe quand leur enfant atteint l'âge adulte.

Préjugés, discrimination et faibles attentes

Face à un besoin aussi indéniable, pourquoi se fait-il que les personnes polyhandicapées aient de telles difficultés à obtenir de l'aide ?

Les témoignages des familles elles-mêmes sont, que les préjugés, la discrimination et les faibles attentes sous-tendent leur sort. Il semble que l'expérience commune des familles est qu'elles reçoivent des pronostics extrêmement négatifs, pour ne pas dire sombres pour leur enfant. Ainsi certains témoignages sont renversants : « Quand elle avait 10 mois (1992), le médecin nous a dit qu'elle mourrait très bientôt. Si elle ne mourait pas très vite, elle mourrait un peu plus tard. Si elle ne mourait pas, elle serait probablement un légume pour le reste de sa « courte » vie ».

On peut dire aux familles que leur enfant ne les reconnaîtra jamais, sera incapable de répondre et n'aura aucune qualité de vie. Se faire dire que votre enfant est un légume et que vous allez perdre vous, vos amis, si vous ne les placez pas en institution est inhumain. Que ce soit dit sans empathie, dans cette situation, renforce la culpabilité. Bien que les familles d'adultes polyhandicapés faisant ce genre de déclarations se réfèrent à une période d'il y a quelques années, il n'est pas clair que les familles de jeunes enfants vivent de meilleures expériences maintenant.

Les familles peuvent également être victimes de discrimination dans la fourniture de services sanitaires et sociaux. Les services peuvent être refusés parce que la personne est considérée comme « trop handicapée » pour être prise en charge par le personnel. Par exemple, les familles déclarent ne pas pouvoir accéder à de courtes pauses ou à des activités de jour en raison du degré de handicap de leur enfant.

Quand ils le font, il en résulte parfois des soins de piètre qualité parce que les besoins des membres de leur famille ne sont pas reconnus et traités adéquatement. Les personnes handicapées ayant des troubles d'apprentissage semblent recevoir des soins qu'ils ont le droit de recevoir, surtout lorsqu'ils passent des services pour enfants aux services pour adultes. En revanche la discrimination est évidente quant à l'accès aux services quand ils atteignent l'âge adulte. Ceci est lié au manque de place de résidents dans les établissements spécialisés Beaucoup de ces problèmes concernent cependant des lacunes dans la manière dont le traitement est dispensé et il semble qu'il serait souvent simple d'y remédier. **Cependant, il existe également des exemples de souffrances évitables dues à des problèmes de santé mal perçus par la famille. Ainsi il existe une forte probabilité que des décès évitables se produisent.**

Certaines familles signalent une discrimination due à l'application irréfléchie de règles ou de procédures standard : « Ils ont dit qu'elle ne pouvait pas avoir de draps d'incontinence avant le prochain trimestre car nous avions déjà notre allocation ».

Certaines familles signalent qu'ils sont extrêmement prudents envers les services sociaux, dans la mesure où ces derniers nuisent à la qualité de vie de la personne handicapée plutôt que de gérer les risques encourus. **Une**

expérience commune semble être qu'on dit aux familles qu'elles ne peuvent pas avoir les services dont elles ont besoin parce que leurs besoins sont trop grands ; que la somme d'argent nécessaire est « mieux dépensée » pour répondre aux besoins d'un plus grand nombre des personnes ayant des besoins moins sévères.

Outre les préjugés et la discrimination, les attentes de ce qu'il est possible d'atteindre semblent très faibles. La meilleure illustration en ce qui concerne l'utilisation de la technologie pour permettre aux adultes ayant un polyhandicap, est de contrôler les événements qui les entourent. Bien que cette technologie commence à être utilisée dans les écoles spécialisées, elle semble être presque inconnue dans les services sociaux pour adultes. L'investissement fait dans l'enfance, en aidant la personne à apprendre à utiliser des appareils pour exprimer un choix est ainsi gaspillé. Les personnes atteintes de polyhandicap et leurs familles risquent d'être sous aidées, car cela ne vaut pas la peine de s'en soucier, car il existe trop de difficultés à bien les aider.

L'expérience quotidienne de leur famille et des autres personnes qui s'occupent d'eux, ainsi qu'un grand nombre de recherches, démontre que bien que polyhandicapés, ils sont des personnes humaines à part entière. **La protection de la loi, y compris la loi sur les droits de l'homme, s'étend aussi à eux.**

Changeons nos regards

Bien que les personnes possédant un polyhandicap soient par définition très handicapées et connaissent un bien plus grand taux de morbidité que le reste de la population, il est évident que beaucoup vivent bien leur vie adulte, reconnaissent les gens autour d'eux, réagissent aux circonstances et apprécient les activités et les relations humaines. Quelles que soient les difficultés, la plupart des familles aiment leur enfant handicapé autant, voire plus, que leurs autres enfants et veulent le meilleur pour eux. Ils veulent les protéger, leur apporter amour et sécurité. De nouveaux modèles de prestation comme les services centrés sur la personne élèvent le niveau de prestation. Des exemples de bonnes pratiques montrent qu'en général, les « agendas de personnalisation », c'est-à-dire le cadre de l'approche centrée sur la personne par des services hautement individualisés, de plus en plus financés par le biais de budgets individuels, fournit ce dont les gens ont besoin et envie.

Une deuxième raison de réviser nos attentes est l'arrivée des technologies de l'information. La recherche montre déjà de grandes possibilités d'utilisation de la technologie pour augmenter le choix et le contrôle par la personne handicapée. En raison de leur profonde déficience intellectuelle, la plupart des personnes ne sont probablement pas capables de contrôler des appareils complexes comme des aides à la communication à choix multiples, voire des fauteuils roulants électriques ordinaires. **Beaucoup de gens polyhandicapés sont cependant susceptibles d'être en mesure d'apprendre à utiliser du matériel exprimant au moins un message important, ou d'utiliser des fauteuils roulants intelligents pour se déplacer dans leur maison.**

Reconnaissance du savoir-faire et de l'engagement des moyens familiaux

Les services sociaux ne sont pas seulement centrés sur la personne handicapée, mais ils sont aussi centrés sur la famille. De bons services se concentrent sur la qualité des relations du personnel avec la personne handicapée. Il ressort clairement de la description donnée plus haut de la façon dont les familles accompagnent les personnes polyhandicapées, qu'une assistance personnelle suffisante est essentielle, à la fois pour fournir des soins et du soutien et aussi pour permettre à la personne d'avoir une aussi bonne qualité de vie possible. Comme l'a expliqué un professionnel : « Gregory vit dans sa maison, qui a été adaptée pour que Gregory puisse avoir une certaine indépendance, il a sa propre chambre et une salle de bain attenante, avec au plafond un rail avec palan, un lit spécial et d'autres équipements pour aider à gérer son alimentation, par gastrostomie et sa trachéotomie avec ventilation à long terme. Insatisfait du soutien à domicile par l'hôpital, la famille a opté pour un budget de santé personnel financé par le service de soins primaires local ».

Il ressort clairement de la description donnée plus haut, de la façon dont les familles sont accompagnées qu'une assistance personnelle suffisante est essentielle, à la fois pour fournir des soins et du soutien et aussi pour permettre à la personne d'avoir une aussi bonne qualité de vie possible. La classification psychiatrique américaine (DSM5) déclare que : « un développement optimal peut se produire dans un environnement hautement structuré avec une aide et une supervision constante et une relation individualisée avec l'aidant ».

Le personnel aidant devrait avoir une relation chaleureuse, respectueuse et bienveillante avec la personne handicapée. Ceci est considéré comme beaucoup plus important que le contexte particulier ou la formation reçue par le personnel. Souvent, ou parfois, les meilleures personnes ont été des gens qui sont venues avec des valeurs morales et de bonnes attitudes mais sans expérience. **J'ai vécu personnellement la même chose avec des infirmiers psychiatriques, la plupart du temps issu du monde rural, recrutés avec une formation minimum, qui s'occupaient fort bien des patients chroniques.** C'est pourquoi, il est si important que la personne comprenne la nécessité de construire une relation, et de voir la personne handicapée comme une personne. **Vous pouvez enseigner tout le reste**. Les familles font beaucoup d'efforts pour s'assurer que le personnel ait appris à accompagner au mieux la personne handicapée, en utilisant des procédures écrites modélisées, une pratique supervisée et la participation à des cours de formation.

Le personnel doit être capable de reconnaître et de répondre à toute la gamme de la communication, y compris les mouvements oculaires, l'expression faciale et le langage corporel. **Il n'est pas acceptable que les gens disent simplement : « il ne peut pas communiquer ».** Les aidants doivent apprendre les nombreuses façons dont les polyhandicapés peuvent communiquer et commencer à agir en conséquence.

De plus, les recherches suggèrent qu'il est possible d'améliorer le soutien des assistants personnels, en leur permettant plus d'accès à la formation. **Je vois trop de polyhandicapés se faire rouler dans les centres commerciaux pendant des heures d'affilée, par du personnel mal payé et insuffisamment formé.** Il existe un grand potentiel pour offrir une meilleure qualité de vie aux polyhandicapés, à condition que le personnel soit aidé pour construire la base d'une bonne relation avec la personne handicapée. Ce qui signifie : accompagner en utilisant des approches vraiment centrées sur la personne, comme une interaction intensive et un soutien actif. **L'interaction intensive est une méthode de développement de la réciprocité et c'est une méthode permettant aux gens de participer à des activités et à des relations quel que soit le degré d'invalidité.** Ces approches ne sont pas encore largement comprises ou mises en œuvre.

De bons services sociaux sont rentables, mais il ne semble pas y avoir de recherche sur la rentabilité des services spécifiquement pour les adultes ayant un polyhandicap. Les familles utilisant les services fournissant de bonnes pratiques ont indiqué qu'elles étaient similaires en coût, par rapport aux alternatives qu'elles avaient envisagées ou expérimentées. Il va de soi que les services destinés aux adultes souffrant de polyhandicap sont souvent plus chers que ceux pour les personnes avec des handicaps moins sévères : l'élément majeur des coûts est une assistance personnelle et ces personnes auront besoin d'assistance presque tout le temps s'ils veulent avoir une bonne qualité de vie.

Extension des bonnes pratiques

Dans ce cas, un certain nombre de risques ou de problèmes peuvent être identifiés. Ceux-ci s'appliquent largement au processus de personnalisation et ils auront en effet un impact sur les adultes polyhandicapés.

Des tentatives antérieures pour introduire des services plus individualisés par l'introduction de la gestion des soins ont eu un succès limité étant donné que les pressions financières, et la culture du contrôle ont limité choix et flexibilité. Il y a un risque que les aspirations à la personnalisation soient compromises au fur et à mesure de leur mise en œuvre. Par exemple, il existe un risque que les collectivités locales offrent un soutien autogéré seulement quand ils peuvent faire des économies sur les services les plus basiques, pour les familles ayant des besoins moindres dans d'autres domaines (par exemple la santé). Il existe également un risque que ce qui est destiné à être une expérience libérale, soit « sous contrôle » et génératrice d'anxiété et de paperasse afin de se conformer à des règles et des procédures. La personnalisation n'est pas bien comprise ou intégrée dans les services à la personne, si elle ne peut se survivre à elle-même. Le leadership des pouvoirs publics est nécessaire pour s'assurer que la personnalisation n'est pas compromise, sans pour autant être trop tatillon !

Soutenir les familles

Toutes les familles ayant quelqu'un avec un polyhandicap ne voudront, ou ne pourront assumer la tâche de diriger et fournir des services autogérés. Généralement, les familles ne se sont pas tournées d'abord vers les agences statutaires pour obtenir de l'aide ou des conseils. Elles identifient des organisations dirigées par les utilisateurs comme des centres pour une vie indépendante ou des groupes d'entraide d'autres familles, avec l'expérience de l'utilisation de services autogérés, qui est susceptible d'être la source de soutiens utiles. Stimuler la création de ce genre des ressources peut donc être un élément important de l'extension des bonnes pratiques.

Prédire le besoin de soutien

Pendant de nombreuses années, la transition des services pour enfants vers les services pour adultes, s'est améliorée mais elle reste encore généralement une expérience très difficile pour les personnes handicapées et leurs familles. La préparation n'est pas anticipée assez tôt, et les services nécessaires ne sont pas développés, de sorte qu'au moment de la bascule vers l'âge adulte, il y a une réduction marquée de la quantité de service (par exemple, orthophonie). Par ailleurs, la fourniture de solutions alternatives (par ex. le placement à domicile) est déficiente.

Il y a un manque de préparation des personnes, dont on sait qu'elles sont polyhandicapées, puisque qu'il n'existe pas en France de registres de naissances, comme dans les pays du Nord. Il en découle que les autorités sanitaires semblent avoir peu d'informations sur le nombre d'adultes ayant un polyhandicap. Notamment, leurs besoins et les éléments disponibles à des fins de planification (comme l'évaluation conjointe des besoins stratégiques). Il est bien sûr important que ces informations incluent les personnes issues de minorités, les communautés ethniques et autres groupes susceptibles d'être socialement exclus.

Afin de profiter des avantages de la personnalisation, il sera essentiel que les collectivités locales, les organismes de santé, les prestataires de services, les professionnels et les familles puissent planifier à l'avance, sur la base d'informations précises nécessitant un questionnaire informatif.

Recrutement et formation d'assistants personnels

Il n'est pas évident, qu'un personnel avec une bonne motivation, les valeurs, les attitudes et les compétences soit disponible en tant que membre de services autogérés. Les modifications du financement de la formation continue signifient que les autorités locales auront à l'avenir des responsabilités plus larges pour développer et former la main-d'œuvre des services sociaux dans leur région. Ils devront prévoir la demande d'assistants personnels reflétant les besoins d'adultes polyhandicapés.

Il est important que de nouvelles modalités de formation, y compris le financement mais aussi l'introduction de nouveaux types de qualifications et la délivrance d'initiation et de formation continue, reflètent pleinement les besoins des adultes polyhandicapés. Une exigence logique est que la formation devrait impliquer les familles et les personnes ayant une connaissance profonde du polyhandicap. Le contenu de la formation doit fortement refléter les approches centrées sur la personne, telles que la communication et de soutien psychologique, et devrait être basée sur des approches qui répondent aux besoins des adultes polyhandicapés. On retrouve là le hiatus qui existe entre la pédiatrie et la médecine adulte, tant le polyhandicapé est considéré trop souvent comme un enfant.

Utilisation de l'assistance technologique

La recherche suggère que les personnes polyhandicapées peuvent apprendre à utiliser des micro-interrupteurs pour indiquer une préférence ou contrôler un événement. De tels micro-interrupteurs doivent être adaptés pour qu'ils soient exploités de différentes manières, en fonction des déficiences physiques de la personne handicapée.

Pour que la personne polyhandicapée apprenne le lien entre ses mouvements et l'effet qu'ils produisent, il est important que l'effet soit cohérent. Si, par exemple, une personne apprend à appuyer sur un interrupteur qui dit "Viens me parler" mais que les gens autour d'eux ignorent la demande, il est peu probable qu'ils apprennent la relation entre l'utilisation du commutateur et le contact avec d'autres personnes ; s'ils l'ont appris dans le passé, ils cesseront d'utiliser le commutateur qui devient de facto inefficace.

De même, les fauteuils roulants électriques ont été adaptés pour suivre un parcours et leurs commandes remplacées par des détecteurs de mouvement ou d'autres micro-interrupteurs adaptés aux compétences de la personne handicapée. Cela fournit un moyen par lequel les personnes polyhandicapées peuvent se déplacer dans leur environnement. L'intelligence artificielle intégrée au fauteuil roulant le rend sûr à utiliser malgré le handicap de la personne. Ces aides technologiques offrent la perspective de permettre aux personnes de communiquer avec les autres et contrôler certains aspects de leur environnement tel que l'endroit où ils se trouvent.

Obstacles spécifiques à l'amélioration

Un certain nombre de risques et de défis pour le développement de services centrés sur la personne ont été identifiés. Ceux-ci s'appliquent largement au processus de personnalisation. Dans le cadre du cours de l'examen des bonnes pratiques, un certain nombre d'obstacles plus spécifiques à l'amélioration sont devenus évidents. Ces obstacles touchent particulièrement les personnes polyhandicapées.

Logement

Il existe trois manières principales de fournir un logement aux personnes polyhandicapées et chacune comprend des mesures dissuasives pour mise à disposition de logements adaptés pour les adultes souffrant de polyhandicap. La première voie vers le logement pour les adultes ayant un polyhandicap est par le biais de logements locatifs. Les adultes polyhandicapés ont besoin d'aménagements qui coûtent très cher. Le financement de ce surcoût est le principal obstacle. Les frais de gestion de ce logement doivent également être couverts par les revenus locatifs. Ceux-ci sont aussi beaucoup plus élevés pour les adultes ayant un polyhandicap : les coûts de maintenance sont plus élevés, l'accessibilité exige un ratio de personnel beaucoup plus élevé. Dans le cas de polyhandicap, un problème supplémentaire est que même si les coûts plus élevés du logement peuvent être empruntés, un prêteur privé ne prêtera pas si les coûts supplémentaires n'ajoutent pas de valeur, c'est-à-dire qu'ils ont besoin de sécurité pour leurs prêts. Donc encore une fois, une partie de la solution semble être la subvention en capital.

Aides à la communication et technologies d'assistance

Le grand potentiel que représente la recherche sur l'utilisation des microrupteurs commence à se refléter dans la pratique dans les écoles et la poursuite de l'éducation continue. Pour les adultes, les obstacles à leur utilisation plus large sont que les connaissances sur les possibilités sont rares dans les services pour adultes, que personne n'est responsable de leur fourniture et de leur entretien, et que le personnel peut ne pas être conscient de l'importance de répondre constamment à eux pour maintenir la motivation de la personne à les utiliser. Comme pour les fauteuils roulants, certaines personnes trouvent que l'équipement qu'ils ont utilisé plus tôt n'est pas transféré dans les services pour adultes. Ce sont des besoins largement méconnus et donc personne ne se considère responsable.

Recommandations

Les pouvoirs publics devraient décider de financer la fourniture d'aides à la communication pour les polyhandicapés, afin d'accroître les connaissances et l'expertise sur ce qui est possible. Le gouvernement devrait examiner et diffuser les preuves scientifiques, stimuler l'innovation et soutenir le développement d'une infrastructure pour conseiller et aider les familles et les prestataires de services. Il ne suffit pas de fournir du matériel. En effet ce travail doit se concentrer, à la fois sur la technologie disponible et sur l'implication du personnel professionnel comme les orthophonistes et les assistants personnels, pour s'assurer que la technologie est bien utilisée dans la pratique quotidienne.

Formation continue

Étant donné que les personnes polyhandicapées ont des difficultés à apprendre, leur formation continue est potentiellement une opportunité très importante pour les gens de continuer à grandir et à se développer. **Les personnes polyhandicapées peuvent avoir été particulièrement touchées, en effet pour certains, l'offre n'est qu'une garderie plutôt qu'une éducation.** L'objectif devrait être que toute personne polyhandicapée ait accès à une formation continue qui l'aide à s'améliorer et se développer pour gagner de l'indépendance.

Afin d'assurer un accès équitable à la formation continue des personnes polyhandicapées, les pouvoirs publics devraient réaffirmer leur politique et demander aux organismes de suivre les progrès de leurs polyhandicapés. Ce travail n'est pas fait, ni par la région, ni par le département qui s'occupe de gérer les fonds destinés aux polyhandicapés.

Emploi et activité de jour

Beaucoup d'adultes ayant un polyhandicap aiment participer aux activités quotidiennes dans leurs communautés. Cependant, ces opportunités sont difficiles à exercer étant donné l'hétérogénéité du polyhandicap qui conduit souvent à ne participer que ponctuellement, car les « moins handicapés » pour une tâche la revendiquent le plus souvent. Ceci est plus facile pour les équipes d'encadrement mais empêche les plus handicapés de progresser. Les centres de jour sont remplacés par des activités communautaires, les parents d'adultes polyhandicapés sont souvent extrêmement soucieux de l'adéquation des alternatives. Il est donc important que les centres de jour traditionnels soient remplacés par une plus grande variété d'alternatives, sur une base locale à partir de laquelle les gens peuvent accéder à différentes activités.

Des pauses courtes

L'offre de courts séjours pour les familles accompagnant des adultes polyhandicapés à la maison est un service essentiel. Un large éventail d'approches différentes pour réaliser des pauses sont nécessaires, qui n'impliquent pas toutes un aménagement. **Étant donné que les courtes pauses ne bénéficient toujours pas d'une priorité suffisante, les pouvoirs publics devraient évaluer spécifiquement ces rapports sur l'adéquation de l'offre de courts séjours pour adultes.**

Les familles sont parfois exclues des possibilités de formation offertes par les organismes statutaires ou non statutaires pour leur propre personnel, étant tenus de payer pour leur propre formation. Les budgets individuels peuvent ne pas inclure suffisamment de possibilité pour la formation. Il s'agit probablement d'une approche à courte vue de la part des pouvoirs publics, car accompagner les familles pour leur parent handicapé à la maison est beaucoup moins coûteux pour la santé et les budgets des soins sociaux que de fournir ces soins directement.

Procédures cliniques

Certains établissements déterminent unilatéralement des politiques qui empêchent leur propre personnel d'apprendre des procédures cliniques (par exemple, pour administrer du diazépam rectal dans le traitement de l'épilepsie). Ils refusent aussi de se coordonner avec des services de soins afin d'assurer une approche cohérente, omettant de répondre aux besoins des personnes qu'ils servent. Ces centres de soins refusent effectivement des services aux personnes qui en ont besoin. Dans certains cas, les membres de la famille sont obligés de se rendre dans les services pour effectuer ces démarches. Les problèmes comprennent l'absence de lignes directrices, de politiques et procédures, la peur des litiges, l'étendue de la couverture d'assurance pour les tâches cliniques et un manque de clarté sur la formation et le soutien pour les aides-soignants et le personnel temporaire. **La solution à ces problèmes est qu'au sein de chaque région, des services sanitaires et sociaux, travaillant avec des familles soutenant des adultes polyhandicapés, définissent des protocoles pour s'assurer que les gens reçoivent le soutien dont ils ont besoin, quand et où ils en ont besoin, afin de maintenir leur santé et qualité de vie.**

Ce qu'il faut dans les services aux adultes, c'est une initiative similaire, dirigée par les services de santé impliquant toutes les parties concernées, et la mise en œuvre au sein de chaque zone par les soins de santé et sociaux, des prestataires de services, travaillant avec les familles pour accompagner les adultes polyhandicapés.

CHAPITRE 16
TYPES D'ÉTABLISSEMENTS MÉDICO- SOCIAUX

Les Établissements et Services d'Aide par le Travail (ESAT)

L'ESAT est un établissement et service d'aide par le travail. C'est une structure qui permet aux personnes en situation de handicap d'exercer une activité professionnelle tout en bénéficiant d'un soutien médico-social et éducatif dans un milieu protégé. Cette structure accueille des personnes qui n'ont pas acquis assez d'autonomie pour travailler en milieu ordinaire : employeurs publics et privés du marché du travail classique ou en entreprise adaptée à leurs besoins.

Pour être accueilli en ESAT, la personne doit avoir 20 ans ou plus. Cependant, la commission des droits et de l'autonomie des personnes handicapées (CDAPH) peut parfois décider une orientation en ESAT dès l'âge de 16 ans.

Pour être accueilli en ESAT, il est nécessaire de remplir l'une des 2 conditions suivantes :

- Avoir une capacité de travail qui ne dépasse pas le ⅓ de celle d'une personne valide
- Avoir une capacité de travail supérieure ou égale au ⅓ de la capacité d'une personne valide et avoir besoin d'un ou plusieurs soutiens médicaux, éducatifs, sociaux ou psychologiques

La personne est accueillie dans un ESAT à temps complet ou à temps partiel (combiné à une section occupationnelle à temps partiel). En fonction des besoins, un hébergement en Unité ou Foyer d'Hébergement est également possible.

Le travailleur en ESAT a un statut d'usager d'établissement médico-social et non de salarié,

L’orientation en ESAT par la Commission des Droits et de l’Autonomie des Personnes Handicapées (CDAPH) vaut Reconnaissance de la Qualité de Travailleur Handicapé.

Les Foyers d’Hébergement pour travailleurs handicapés

Le foyer d'hébergement pour travailleurs handicapés propose un hébergement et un accompagnement aux adultes en situation de handicap qui exercent une activité professionnelle. Pour pouvoir y être admis, il faut être reconnu comme travailleur handicapé par la commission des droits et de l'autonomie des personnes handicapées (CDAPH). Le foyer d'hébergement est souvent annexé à un ESAT. Il n'est pas médicalisé.

La formule d'hébergement peut varier, pouvant aller du bâtiment spécifique et autonome, aux petits groupes de logements. L'encadrement peut laisser une part plus ou moins importante à l'autonomie sociale (participation à la vie du foyer : courses, préparation des repas...).

Les Foyers Occupationnels (FO) ou Foyers de vie

Le foyer de vie (ou foyer occupationnel) accueille des adultes en situation de handicap ayant une certaine autonomie pour leur proposer des animations et activités en fonction de leur handicap. Certaines structures peuvent également proposer un hébergement. Le foyer de vie est destiné aux personnes ne relevant ni d’un ESAT, ni d'une maison d'accueil spécialisée (MAS), ni d'un foyer d'accueil médicalisé (FAM).

Ces foyers accueillent des personnes adultes dont le handicap ne permet pas ou plus d’exercer une activité professionnelle et de vivre à domicile. Ces personnes disposent cependant d’une autonomie suffisante pour se livrer à des occupations quotidiennes, à des activités ludiques et éducatives. Elles peuvent également participer à une animation sociale.

Les Foyers d'Accueil Médicalisés (FAM)

Établissements destinés aux personnes gravement dépendantes et ayant besoin d'une tierce personne pour réaliser les actes de la vie courante (se nourrir, s'habiller...). Le FAM propose un hébergement permanent, des soins médicaux et des activités de vie. En principe, il accueille des personnes un peu moins dépendantes que la population hébergée en maison d'accueil spécialisée (MAS). Toutefois, dans la pratique, les publics sont sensiblement les mêmes. Ces foyers accueillent des adultes lourdement handicapés qui ont besoin d'une aide pour la plupart des actes essentiels de la vie quotidienne. Ces personnes nécessitent des soins et un suivi médical réguliers. Des animations sociales adaptées sont également proposées.

Les Maisons d'Accueil Spécialisées (MAS)

La maison d'accueil spécialisée propose un hébergement permanent à un adulte handicapé gravement dépendant qui n'arrive pas à réaliser seul les actes de la vie courante (se nourrir, s'habiller...). Ce type d'hébergement propose des chambres individuelles. Elles sont généralement au nombre d'au moins 10 par MAS. Les MAS proposent des activités pour les résidents telles que activités manuelles, relaxation, musique. Ces établissements ont pour mission d'accueillir des adultes handicapés en situation de « grande dépendance », ayant besoin d'une aide humaine et technique permanente, proche et individualisée pour effectuer les actes de la vie courante. Leur état nécessite en outre une surveillance médicale et des soins constants.

Dans certains établissements médicaux sociaux (comme celui où je travaille), le concept de valorisation des rôles sociaux (VRS) est mis en avant. **Il s'agit alors de s'appuyer sur les compétences sociales (même faibles) pour essayer d'accompagner la personne en situation de**

handicap vers de nouveaux acquis et compétences. « Le verre se remplit, même très bas, il ne se vide pas ».

Les polyhandicapés sont donc dans les foyers de vie ou dans les MAS ou bien restent dans leur famille.

CHAPITRE 17

LES INSTITUTS MÉDICOÉDUCATIFS (IME)

Les instituts médicoéducatifs (IME) ont pour mission d'accueillir des enfants et adolescents handicapés atteints de déficience intellectuelle quel que soit le degré de leur déficience. L'objectif des IME est de dispenser une éducation et un enseignement spécialisés prenant en compte les aspects psychologiques et psychopathologiques et recourant à des techniques de rééducation.

Ils regroupent ce que l'on désignait auparavant IME et de façon distincte les "Instituts Médico-Pédagogiques" (IMP) et "Instituts Médico-Professionnels"(IMPro).

Par ailleurs, les IME sont spécialisés selon le degré et le type de handicap pris en charge. En effet, la déficience intellectuelle peut s'accompagner de différents troubles, tels que des troubles de la personnalité, des troubles moteurs et sensoriels, des troubles graves de la communication.

Les IME sont financés par l'Assurance Maladie en tenant compte du prix de journée et à la suite d'un agrément de l'ARS (Agence Régionale de Santé), dans le cadre de la loi du 2 janvier 2002.

Quelle est leur mission ?

Les équipes de ces établissements mettent en œuvre un accompagnement global tendant à favoriser l'intégration dans les différents domaines de la vie, de la formation générale et professionnelle.

Cet accompagnement comporte :

- l'accompagnement de la famille et de l'entourage habituel de l'enfant ou de l'adolescent,
- les soins et les rééducations,

- la surveillance médicale régulière, générale, ainsi que celle de la déficience et des situations de handicap,

- l'enseignement et le soutien pour l'acquisition des connaissances et l'accès à un niveau culturel optimal,

- des actions tendant à développer la personnalité, la communication et la socialisation.

L'IME est le terme générique qui permet de regrouper plusieurs catégories de structures qui fonctionnent en internat, en externat, en semi-internat ou en accueil temporaire. Ils peuvent se distinguer en fonction de l'âge des enfants accueillis :

- de 3 à 20 ans en Institut Médicoéducatif (IME, terme générique)

- de 3 à 14 ans, en Internat Médico-Pédagogique (IMP), ou Externat Médico-Pédagogique (EMP)

- de 14 à 20 ans, en Section d'Initiation et de Première Formation Professionnelle (SIPFP).

Les IME sont le plus souvent à gestion associative. Cependant les Agences Régionales de Santés (ARS) exercent un contrôle continu sur les activités, les pratiques et sur la gestion administrative et financière.

Les établissements sont spécialisés selon le degré et le type de handicap du public accueilli.

L'accueil se fait soit en internat, soit en externat, soit en semi-internat et parfois en accueil temporaire.

Les missions de l'IME, la scolarité de l'enfant

Les IME ont un rôle éducatif à tenir et ont mis en place des unités d'enseignement dans le cadre d'une convention passée entre l'Inspecteur d'Académie et l'organisme gestionnaire de l'établissement. *Pour en savoir plus, consultez la page du site AccessiScol sur la scolarisation en IME.*

Les apprentissages de l'enfant sont définis dans son Projet Individualisé d'Accompagnement (PIA) établi entre le jeune enfant ou adolescent, sa famille et l'équipe de l'IME. Le PIA « décline comment vont s'appliquer concrètement les mesures du projet de scolarisation de l'enfant mais aussi fixe les méthodes et pratiques éducatives ainsi que les accompagnements adaptés à mettre en œuvre » (AccessiScol).

Chaque établissement construit également un projet pédagogique autour de divers thèmes.

A partir d'un certain âge, des formations professionnelles sont proposées dans certains établissements afin de mieux préparer l'insertion du jeune dans le milieu professionnel dès la sortie de l'IME. Les IME jouent également un rôle thérapeutique et « rééducatif ». Cela se traduit par des séances de psychomotricité, d'orthophonie, de soutien psychologique ou encore de musicothérapie.

Les IME proposent des activités dont le but est de développer l'autonomie de l'enfant, la socialisation, la communication... Elles varient selon les établissements : beaucoup d'activités sportives (judo, tennis, piscine, VTT, équitation, patinoire…), des ateliers menuiserie, de réparation de vélos, de jardinage, de lingerie, d'imprimerie, de couture... Certains IME communiquent des informations sur leurs activités et parfois un journal des élèves sur leurs sites.

Si un enfant a été orienté vers un IME, pour prendre connaissance de l'établissement, il faut prendre contact avec le directeur, participer à la journée portes ouvertes éventuelle de l'établissement. Certains IME ont un site internet qui présente l'établissement et illustre les activités s'y déroulant.

Les IME sont parfois spécialisés ou ont plusieurs sections (déficience, autisme, polyhandicap, autres).

Le transport domicile/IME

La majorité des établissements assure la liaison entre l'IME et le domicile des élèves : soit c'est un service propre à l'IME (minibus ou voiture légère), soit celui-ci fait appel à une société spécialisée ou société extérieure de taxi. Généralement, le coût du transport est pris en charge par l'établissement (lui-même financé par l'assurance maladie). Il est parfois nécessaire de demander une prise en charge au titre de la prestation de compensation.

CHAPITRE 18
SERVICE D'ÉDUCATION SPÉCIALISÉE ET DE SOINS A DOMICILE (SESSAD)

Le SESSAD est un service d'accompagnement des enfants en situation de handicap, tourné vers la prise en charge précoce, l'accompagnement des familles, l'aide au développement de l'enfant, le soutien à la scolarité ou à l'acquisition de l'autonomie. Le terme « domicile » est ambigu, il ne s'agit pas forcément d'une aide dans le logement parental, mais d'une aide qui permette à l'enfant de vivre dans un cadre ordinaire : crèche, école, loisirs, etc…, soit dans les différents lieux de vie et d'activité de l'enfant ou de l'adolescent

Contrairement aux établissements médico-sociaux, ces services ne sont pas des lieux d'accueil ou de garde. Ils regroupent une équipe pluridisciplinaire de professionnels du milieu spécialisé ou de la santé qui se déplacent pour intervenir (soins, rééducation ou sensibilisation) dans l'endroit où évolue l'enfant. Ils peuvent aussi proposer des temps de regroupement au sein même du SESSAD.

L'équipe d'un SESSAD peut être composée de psychologue, éducateur spécialisé, assistante sociale, orthophoniste, ergothérapeute, kinésithérapeute etc… Les compositions peuvent différer d'un SESSAD à l'autre.

Pour qui ?

Un SESSAD peut prendre en charge les enfants de 0 à 20 ans, cela diffère selon les établissements et leur agrément. Il peut être spécialisé et s'adresser à des enfants avec un handicap ou être polyvalent. Ces établissements peuvent prendre d'autres noms ou sigles ? Cela correspond à des services équivalents :

- SSEFIS Service de soutien à l'éducation familiale et à l'intégration scolaire prenant en charge des enfants déficients auditifs

- SAAIS Service d'aide à l'acquisition de l'autonomie et à l'intégration scolaire, plus spécifiquement tourné vers l'accompagnement des jeunes avec une déficience visuelle

- S.S.A.D. : Service de Soins et d'Aide à Domicile pour les enfants polyhandicapés

Bénéficier d'un SESSAD

Pour pouvoir bénéficier de l'aide d'un tel organisme, il faut avoir obtenu une notification d'orientation de la Maison départementale des personnes handicapées.

Pour trouver l'adresse des SESSAD d'un département, on peut s'adresser à la Maison départementale des personnes handicapées, ou consulter un annuaire des établissements sur internet.

Si un enfant va être suivi par un SESSAD, il est recommandé tout particulièrement de trouver des pistes pour mettre en place les meilleures relations entre vous, les enseignants, les « soignants ou rééducateurs du SESSAD » et l'enfant afin qu'il s'épanouisse à l'école.

Pour aller plus loin, différents ouvrages et études traitent des SESSAD ; certains sont en ligne. Par exemple, l'ANESM recommande « L'accompagnement des jeunes en situation de handicap par les services d'éducation spéciale et de soins à domicile », dont l'objectif est de mettre en évidence des conditions qui facilitent et étayent la socialisation, la formation et la scolarisation des jeunes handicapés. Elle fait le point sur l'accompagnement des enfants et leur famille, l'organisation interne et les relations partenariales des SESSAD, etc.

CHAPITRE 19

CENTRE MÉDICO-PSYCHO-PÉDAGOGIQUE (CMPP)

Qu'est -ce qu'un CMPP ?

Le CMPP, lieu d'écoute, de prévention et de soins, s'adresse aux enfants et aux adolescents jusqu'à 20 ans qui éprouvent des difficultés d'apprentissage, des troubles psychomoteurs, du langage, ou des troubles du comportement, en famille ou à l'école. Il participe ainsi à une meilleure inclusion des élèves en difficulté. Présents dans chaque département et directement accessibles aux familles, ces centres proposent une évaluation des difficultés et différentes formes de prise en charge.

L'équipe du CMPP est composée en général de plusieurs professionnels (pédopsychiatres, psychologues, psychomotriciens, orthophonistes, éducateurs, assistants de service social…) sous la responsabilité d'un médecin.

Les services sociaux donneront les coordonnées du CMPP le plus proche. On peut également trouver les coordonnées du CMPP de sa région dans l'annuaire de l'action sociale.

Comment consulter ?

Les familles peuvent consulter le centre de leur propre initiative ou sur le conseil d'un médecin, d'un travailleur social, d'un enseignant. Un premier rendez-vous est proposé avec un des professionnels de l'équipe pour un entretien au cours duquel l'enfant et ses parents expriment leurs difficultés. Selon la nature de ces difficultés, des recherches complémentaires sont possibles (examen psychologique, bilans orthophonique, psychomoteur ou psychopédagogique). En raison des nombreuses demandes, les délais pour obtenir un premier rendez-vous dans certains

CMPP peuvent être de plusieurs mois. Une expérience de télé-dentisterie a été faite à la MAS où je travaille, cela est un outil parmi tant d'autres qui permet d'améliorer le quotidien des personnes pour qui un RDV en cabinet dentaire pourrait être trop difficile.

Après ces évaluations, les différents professionnels se réunissent pour élaborer un diagnostic et proposer une prise en charge thérapeutique adaptée. Les horaires, le rythme, la durée des séances sont choisis en accord avec la famille.

Les traitements réalisés par le CMPP sont financés par l'assurance maladie. Les frais de transport des enfants et adolescents en situation de handicap pris en charge par des CMPP sont intégralement remboursés par la Sécurité Sociale (contribution forfaitaire de 2€). Toutefois, le remboursement des frais nécessite une prescription médicale de transport avec demande d'accord préalable.

Quels sont les traitements proposés ?

Les rééducations se font sous forme de séances individuelles ou en groupe quelques heures par semaine. Les traitements envisagés peuvent être :

- des séances d'orthophonie,
- des séances de psychomotricité,
- une psychothérapie avec l'enfant ou l'adolescent, éventuellement associée à des entretiens avec les parents,
- des séances de psychopédagogies spécialisées en français ou en mathématiques,
- une thérapie familiale.

Il est important et nécessaire de multiplier les prises en charge : kinésithérapeute, orthophoniste, ergothérapeutes, etc.

Les différents traitements réalisés par le CMPP sont financés par l'assurance maladie. Le délai avant la mise en place de la première séance peut être long.

CHAPITRE 20
L'AMENDEMENT « CRETON »

Bien que le fait d'avoir un enfant polyhandicapé soit un problème majeur pour les parents dont souvent le ménage éclate, il devient crucial quand cet enfant devient adulte. En effet, il n'y a plus de système « éducatif » possible. Il convient de chercher une MAS ou un FAM. Les places sont « chères » dans ces établissements, les listes d'attentes longues, car la problématique est la même que dans les EPADH, il faut attendre le décès d'un résident pour qu'une place se libère. Les parents d'un adulte polyhandicapé devaient reprendre chez eux leurs enfants adultes s'ils ne trouvaient pas une place dans une MAS ou un FAM.

L'amendement Creton, du nom du comédien Michel Creton qui l'avait défendu, permet depuis 1989, le maintien dans un établissement pour enfants handicapés de jeunes adultes ayant atteint l'âge limite pour lequel leur établissement est autorisé à les garder, en attente d'une place en structure pour adultes.

À partir des données des enquêtes ES-Handicap de la DREES, ce dossier de la DREES décrit le profil des jeunes bénéficiaires en 2014, en le liant à ses évolutions depuis 2006. Ils sont environ 6 000 fin 2014 et présentent des handicaps et incapacités plus sévères que le reste des jeunes handicapés accueillis en établissement. Une régression logistique confirme l'influence de la sévérité du handicap et des incapacités sur la probabilité de recourir à l'amendement.

Après une augmentation entre 2006 et 2010, où le nombre de jeunes adultes bénéficiaires de l'amendement Creton est passé de 5 000 à 6 000, on enregistre au 31 décembre 2014 une légère diminution avec 5 700 jeunes maintenus dans des établissements pour enfants à ce titre.

Leur nombre a donc diminué de 4 %, mais le nombre d'enfants et adolescents accueillis en établissement ayant globalement baissé sur la période, leur part dans le public accueilli par les établissements pour enfants ne fait qu'augmenter, atteignant 6,7 % fin 2014. Cette part varie selon le type d'établissement. On peut noter en 2014 leur forte représentation dans les instituts médicoéducatifs (8,2 %, en hausse d'1,6 point par rapport à 2010), alors que leur part diminue dans les établissements pour enfants polyhandicapés (de 12,6 % à 10,8 %).

CHAPITRE 21
LES ÉDUCATEURS SPECIALISES

Un éducateur spécialisé est un travailleur social, un assistant socioéducatif, qui participe à l'éducation d'enfants et d'adolescents dits inadaptés. Il soutient aussi des adultes présentant des déficiences physiques et/ou psychiques pour les aider à retrouver de l'autonomie.

Description du métier

L'éducateur spécialisé partage la vie quotidienne d'enfants, d'adolescents et d'adultes présentant des handicaps physiques ou mentaux, des troubles du comportement ou encore des difficultés sociales ou d'insertion.

Il travaille en collaboration avec tous ceux qui participent à l'action éducative et sociale : psychologues, psychiatres, personnels administratifs, assistants de service social, enseignants, magistrats.

Selon son lieu de travail, l'éducateur spécialisé peut exercer :

- en internat : dans ce cas, il est responsable d'un groupe d'une dizaine de jeunes en dehors des heures de classe ou d'atelier,
- en externat : il prend en charge les jeunes pendant les horaires scolaires ou travaille en collaboration avec des enseignants. En foyer, il organise la vie quotidienne et les loisirs des jeunes,
- en prévention spécialisée dans un quartier : il est dans ce cas “éducateur de rue” et aide les jeunes à résoudre leurs problèmes d'insertion ou d'ordre affectif.

En milieu ouvert, l'éducateur spécialisé peut être appelé, sur mandat d'une autorité administrative (Direction départementale de la Cohésion sociale) ou judiciaire, à agir directement auprès d'un jeune, de sa famille, de son employeur ou de son professeur.

En centre pour adultes, il peut travailler avec des personnes handicapées, des personnes démunies sortant de prison, d'établissement hospitalier ou de maison de retraite. Un nombre croissant d'éducateurs spécialisés, travaillent par ailleurs dans les hôpitaux de jour et les services psychiatriques.

L'éducateur spécialisé peut exercer dans une très grande variété de structures (institutions spécialisées, CMP, hôpitaux de jour, structures départementales ou communales, centres pour adultes handicapés, établissements scolaires, lieux, associations, ONG, administration pénitentiaire...). Si la majorité d'entre eux travaille dans le secteur privé associatif, d'autres sont employés dans la fonction publique (État, territoriale, hospitalière).

Enfin, des éducateurs partent aussi en missions humanitaires avec une ONG pour aider à la réinsertion, au retissage des liens sociaux après les conflits. Nerfs solides, patience, empathie, capacité d'écoute et goût du travail en équipe sont indispensables pour exercer ce métier.

Études, Formation, pour devenir Éducateur spécialisé / Éducatrice spécialisée

Pour devenir éducateur spécialisé, il faut obtenir le DEES (diplôme d'État d'éducateur spécialisé), formation reconnue de niveau bac + 3. L'inscription se fait sur Parcours sup. La formation dure 3 ans. Elle a lieu dans l'une des 80 écoles spécialisées dépendant du ministère du Travail. **Attention : ces écoles sont payantes**.

A l'entrée en formation, les candidats font l'objet d'un positionnement des acquis de leur formation et de leur expérience professionnelle. A l'issue de ce positionnement, ils peuvent bénéficier d'un allègement de formation dans la limite d'un tiers de la durée de la formation. Cet allègement peut porter sur la période de formation en établissement ou sur la période de formation pratique. Pour travailler dans la fonction publique, un concours est nécessaire : concours d'assistant territorial socio-éducatif pour la fonction publique territoriale, concours d'assistant socio-éducatif hospitalier.

Salaires

Dans la fonction publique territoriale, le salaire est de 1 626 € brut par mois pour un moniteur-éducateur débutant. Selon la convention collective des établissements et services pour personnes inadaptées et handicapées (secteur privé) : 1 790 €.

Évolutions de carrière

Il est possible pour un éducateur spécialisé de renforcer son parcours par une formation complémentaire, par exemple la licence professionnelle intervention sociale et accompagnement de publics spécifiques.

Différents parcours : trouble du spectre de l'autisme (Université de Paris)

Un éducateur spécialisé peut reprendre ses études pour devenir directeur d'un établissement social privé, conseiller technique, coordinateur de projet, délégué à la tutelle ou conseiller conjugal et familial :

- DEIS (diplôme d'État en ingénierie sociale),
- CAFDES (certificat d'aptitude aux fonctions de directeur d'établissement social),
- CAFERUIS (certificat d'aptitude aux fonctions d'encadrement et de responsable d'unité d'intervention sociale).

L'éducateur spécialisé qui exerce dans la fonction publique hospitalière peut évoluer vers la fonction de cadre socio-éducatif. Quant à celui qui exerce dans la fonction publique territoriale, il peut devenir conseiller socio-éducatif

CHAPITRE 22

LES MONITEURS ÉDUCATEURS

Le moniteur éducateur est un professionnel du domaine social. Ce professionnel prend en charge des publics variés dont le point commun est d'être placés dans des établissements spécialisés. Il peut s'agir d'enfants, d'adolescents, d'adultes en situation de handicap ou en difficulté. La mission du moniteur éducateur ou de la monitrice éducatrice est d'aider ces personnes en difficulté, en situation de handicap ou de dépendance dans leur vie quotidienne. Cela passe par une aide, un accompagnement des gestes journaliers afin de faciliter l'autonomie de chacun et contribuer à sa meilleure intégration sociale. Le moniteur éducateur consacre une partie de son temps professionnel aux soins : se lever, se laver, prendre le repas, s'habiller, etc. Puis il met en place des activités de loisirs, de sport ou d'apprentissage s'inscrivant dans un projet éducatif. Il travaille au sein d'une équipe pluridisciplinaire comprenant des éducateurs spécialisés, psychomotriciens, psychologues, médecins, orthophonistes, assistants de service social, etc. **Un unique diplôme donne accès au métier : le diplôme d'État de moniteur éducateur, accessible sur épreuves et sans prérequis de qualification.**

Salaire de Moniteur éducateur

Quel salaire et combien gagne un moniteur éducateur ?

Selon la grille indiciaire du grade Moniteur-éducateur et intervenant familial, le salaire d'un moniteur éducateur en début de carrière est proche du SMIC, avec 1 588 € bruts par mois. En fin de carrière, au 13e échelon, la rémunération du moniteur-éducateur est de 2 333 € bruts mensuels, soit un salaire net par mois de 1 866 euros. La grille indiciaire du grade moniteur-éducateur et intervenant familial principal mentionne un salaire de base de 1 626 € bruts par mois en début de carrière, et une rémunération avoisinant les 2 478 € bruts par mois au 13e échelon. Il est bon de savoir que la rémunération brute de l'échelonnement indiciaire ne prend pas en compte les bonifications indiciaires, les primes et les indemnités (supplément familial de traitement, indemnités de résidence, GIPA, etc.). Après plusieurs années d'expérience et une formation complémentaire, il est possible de devenir éducateur spécialisé. La grille indiciaire d'éducateur spécialisé 1er grade mentionne une rémunération de 1 626 € bruts par mois en début de carrière. Pour le 2e grade, les salaires débutent à 1 855 € mensuels pour atteindre 2 727 € en fin de carrière.

Etudes et formations

Pour devenir moniteur-éducateur, il faut passer le concours donnant accès au DEME (diplôme d'État de moniteur-éducateur) délivré par le ministère de l'Éducation nationale. La formation dure 2 ans et aucun autre diplôme n'est exigé pour y accéder. Le DEME peut aussi s'obtenir par la voie de la validation des acquis de l'expérience (VAE)

Les établissements qui délivrent cette formation organisent des épreuves écrites et orales en guise de tests d'admission. Ces épreuves ont pour but de juger la culture générale et la motivation, la connaissance du métier de moniteur-éducateur ou du secteur etc.

Une fois ce diplôme obtenu, les moniteurs-éducateurs exercent leur métier dans des établissements comme dans des internats, foyers, établissements et services d'aide par le travail, maisons d'accueil spécialisées, instituts médicoéducatifs. Selon la Direction Générale de la Cohésion Sociale (DGCS), « Plus de 80 % des moniteurs-éducateurs travaillent dans le secteur privé associatif. Toutefois le cadre de la fonction publique offre également des possibilités. »

CHAPITRE 23
CONSÉQUENCES ÉCONOMIQUES DU POLYHANDICAP

Les personnes polyhandicapées sont parmi les personnes les plus fragiles dans notre société. Face à un tel besoin indéniable, pourquoi est-ce qu'eux et leurs familles semblent avoir tant de mal à obtenir de l'aide ? **Vu de l'extérieur, on a le sentiment qu'au contraire les pouvoirs publics et les collectivités font des efforts certains ; reste cependant la prise en charge des polyhandicapés adultes.**

Les témoignages des familles sont que les préjugés, la discrimination et leur faible attente, expliquent pourquoi les familles ont tant de difficulté à obtenir de l'aide. **Une expérience commune semble qu'il est dit aux familles qu'ils ne peuvent pas avoir les services dont ils ont besoin parce que leurs besoins sont trop grands, que la somme d'argent impliquée est « mieux dépensée » pour répondre aux besoins d'un plus grand nombre de personnes ayant des besoins moins sévères.**

Élever nos vues

Les personnes polyhandicapées ne connaissent pas un taux de mortalité beaucoup plus élevé que le reste de la population. Il est évident que beaucoup vivent jusqu'à l'âge adulte et bien au-delà. Ainsi ils ont des relations sociales avec les gens autour d'eux, ils réagissent à des circonstances et ils apprécient les activités et les relations.

Indépendamment des difficultés, et comme n'importe quels autres parents, la plupart des familles aiment leur enfant handicapé et veulent le meilleur pour eux. Ils veulent les protéger, et leur apporter amour et sécurité. De nouveaux modèles de services centrés sur la personne devraient nous faire changer d'idée. On essaie, comme pour les gens âgés d'encourager la prise en charge à domicile.

Une deuxième raison de réviser nos concepts est la révolution à venir dans les technologies de l'information. Les recherches suggèrent que les personnes ayant de profonds déficits intellectuels et les polyhandicapés peuvent apprendre à utiliser des « micro-interrupteurs » pour indiquer une préférence ou contrôler un événement.

Il peut être nécessaire d'adapter les micro-interrupteurs pour qu'ils fonctionnent de différentes manières, en fonction de l'état physique et des déficiences de la personne handicapée. De même, les fauteuils roulants électriques ont été adaptés pour suivre une piste et leurs commandes sont remplacées par des capteurs de mouvement ou d'autres micro-interrupteurs adaptés aux compétences de la personne handicapée.

Cela fournit un moyen par lequel les personnes atteintes de troubles profonds peuvent se déplacer dans leur environnement. L'intelligence intégrée au fauteuil roulant rend son utilisation sécuritaire malgré le handicap de la personne.

De telles aides technologiques offrent la perspective de permettre aux gens de communiquer avec les autres, et de contrôler les aspects de leur environnement tels que l'endroit où ils se trouvent. Pour les gens qui sont souvent rejetés parce qu'ils sont incapables de communiquer, pouvoir contrôler les aspects de leur environnement est important car cela a un effet direct sur leur qualité de vie. Ces évolutions technologiques commencent à avoir un impact dans les écoles et les collèges, ainsi certains des polyhandicapés en ont-ils fait l'expérience. Elles paraissent cependant quasiment inconnues des services pour adultes polyhandicapés.

Éléments de bons services

Les bons services sont individualisés et centrés sur la personne Tous les exemples de bonnes pratiques offrent des arrangements adaptés aux besoins spécifiques de l'individu et à ses préférences. Certaines familles réalisent des arrangements personnalisés grâce au lobbying pour façonner les services de la manière dont ils ont besoin. D'autres utilisent des budgets individuels pour arriver au même résultat.

De bons services traitent la famille comme un « expert »

Dans tous les exemples de bonnes pratiques, les familles ont pris un rôle de premier plan, se débattant souvent contre l'indifférence des services publics pour obtenir ce dont ils ont besoin, pour le membre handicapé de leur famille. Dans la plupart des cas, les familles utilisent des services autogérés impliquant des budgets pour contrôler et orienter les principaux services nécessaires. Certaines familles jouent un grand rôle dans le recrutement et pour gérer le personnel, tandis que d'autres laissent l'essentiel de cette partie aux prestataires de services. Ces familles étaient également traitées comme des experts par d'autres services qu'ils ont utilisés. Par exemple, en utilisant l'hôpital et d'autres services de santé, ils ont décrit comment les professionnels ont écouté leurs conseils sur la meilleure façon de servir les membres de la famille du polyhandicapé, en faisant des ajustements pour les heures de rendez-vous, pour les approches d'évaluation et pour les traitements. La reconnaissance de l'expertise et de l'engagement de la famille signifie que ces services sont non seulement centrés sur la personne, mais aussi sur la famille.

De bons services se concentrent sur la qualité des relations du personnel avec la personne handicapée.

Une assistance personnalisée suffisante est essentielle, à la fois pour des soins et un soutien sûr et aussi pour permettre à la personne d'avoir la meilleure qualité de vie possible. En décrivant l'action d'un travailleur social qui a apporté son soutien à la famille du polyhandicapé, il y a une cohérence remarquable des points de vue de la famille sur ce qui était important. L'essentiel est que le personnel doit avoir une attitude chaleureuse, respectueuse et attentionnée avec le polyhandicapé. Cela est perçu comme plus important que le contexte particulier ou la formation que le personnel a reçue.

Les familles ont cependant déployé beaucoup d'efforts pour s'assurer que le personnel a appris à soutenir la personne handicapée la meilleure façon, en utilisant des politiques et des procédures écrites, modélisation par du personnel plus expérimenté, pratique supervisée et la participation à des cours de formation. La communication est fondamentale, le personnel doit pouvoir reconnaître et répondre à l'éventail complet des communications, y compris les mouvements oculaires,

De bons services soutiennent le processus de soins

Les familles ont décrit l'importance de la fiabilité et de la continuité dans les fournitures de base comme, les serviettes en papier, les gants en caoutchouc et les médicaments. Il est clair que si ces services fonctionnaient mal, ils saperaient la qualité de vie du membre handicapé de leur famille. Ayant atteint l'ensemble de services qu'ils souhaitaient, certaines familles étaient convaincues qu'elles continueraient à être prise en charge. D'autres craignaient de devoir justifier à plusieurs reprises le processus face aux pressions faire des économies financières ou que des restrictions pourraient être imposées sur la façon dont ils pourraient utiliser leur budget individuel.

De bons services sont rentables

Il ne semble pas y avoir de recherches sur le coût de l'efficacité des services spécifiquement destinés aux adultes polyhandicapés. Les familles utilisant les services ont signalé qu'elles étaient similaires en coût aux alternatives qu'elles avaient envisagées. Il va de soi que les services pour les adultes polyhandicapés seront plus chers que ceux des personnes avec des handicaps moins sévères : l'élément majeur des coûts est une assistance personnelle et ces personnes auront besoin d'une assistance la plupart du temps s'ils veulent avoir une bonne qualité de vie. Le rapport coût/efficacité de bons services pour les adultes polyhandicapés sont donc beaucoup plus susceptibles de se refléter dans :

- une meilleure qualité de vie
- une réduction des coûts pour les familles (y compris les dépenses non monétaires)
- des besoins moindres dans d'autres domaines (par exemple la santé).

Conclusion

Les adultes polyhandicapés sont un groupe relativement restreint, facilement identifiable, ayant des besoins indéniables de soins et de supports divers. Malgré ces besoins, eux et leurs familles n'ont souvent pas reçu de services pour y répondre adéquatement. Le « programme de personnalisation » semble offrir une meilleure qualité de vie aux polyhandicapés et leurs familles. L'efficacité dans d'autres aspects de la santé et des services sociaux peuvent libérer des ressources qui peuvent être dépensées pour eux, mais ils ne seront pas la source d'économies.

CONCLUSION GÉNÉRALE

Les personnes présentant un polyhandicap ont également souvent plusieurs déficiences supplémentaires et complications médicales, comme les **déficiences sensorielles, le reflux gastro-œsophagien, la dysphagie et l'épilepsie.** Un problème touchant un certain nombre de personnes gravement handicapées est celui de la **potomanie**, difficilement gérable en hébergement spécialisé ouvert. De plus, les personnes éprouvent des difficultés importantes à la communication. Elles n'utilisent généralement pas langage verbal et en ont peu de compréhension, mais communiquent de manière idiosyncrasique et non-verbale, en utilisant des signaux tels que les expressions faciales, les sons, et les signaux physiologiques. L'évaluation est d'une importance cruciale pour les personnes polyhandicapées afin de définir leurs besoins, leurs préférences et leurs capacités, afin d'être en mesure d'offrir un soutien personnalisé. En effet, il s'agit d'un groupe vulnérable qui dépend entièrement de l'assistance personnelle dans la vie quotidienne. Il faut essayer d'accompagner le quotidien des personnes handicapées avec des adaptations afin de leur permettre de vivre avec les autres et comme eux (aménager les espaces urbains, mixer la nourriture, adapter les logements, ouvrir les établissements, etc.). La sexualité est aussi un sujet : comment accompagner les personnes sans rentrer dans leur sphère intime ?

L'évaluation peut être définie comme la collecte, l'ordonnancement et l'interprétation systématiques d'informations sur une personne et sa situation, afin d'obtenir une image satisfaisante de ses capacités, besoins et préférences. L'évaluation peut être mise en œuvre de diverses manières. Elle englobe l'utilisation de tests ou d'échelles normalisées, ainsi que des entretiens et des observations, avec ou sans schéma. Une évaluation peut être effectuée à différentes fins : par exemple, le dépistage, la planification des interventions et l'évaluation des programmes de prise en charge.

Bien que l'évaluation soit importante pour les personnes atteintes de polyhandicap, il est rare que les instruments d'évaluation standardisés soient spécifiquement développés et adaptés à leurs besoins. Si les instruments utilisés n'ont pas été spécifiquement développés pour ce groupe, cela peut conduire à une représentation inadéquate des personnes atteintes de polyhandicap, car ces instruments peuvent ne pas tenir compte des spécificités du polyhandicap. Je me suis personnellement heurté à ces problèmes, dans mon exercice de psychiatre d'une maison d'accueil spécialisée. J'ai essayé d'utiliser des instruments standardisés, notamment pour évaluer les comportements des résidents. Cela me semblait utile pour que les différents travailleurs sociaux puissent communiquer entre eux, à propos d'un même résident. Cela a été un échec, chacun pensant qu'il était capable d'évaluer subjectivement un polyhandicapé. Il en a été de même avec des activités, créées en collaboration avec une institutrice de maternelle, adaptées à des enfants de 3 ans, ce qui est l'âge mental de beaucoup de nos polyhandicapés adultes.

Cela a des conséquences si l'évaluation est utilisée à des fins telles que la formulation d'objectifs à l'appui et pour planifier et évaluer les interventions. Par exemple, les échelles de comportement adaptatif de Vineland ou les échelles de Bayley peuvent être moins adaptées aux objectifs tels que le suivi du traitement et la planification des interventions chez les personnes polyhandicapées. Ces instruments contiennent des éléments qui dépendent des capacités visuelles ou motrices tout en visant à mesurer différents construits sous-jacents tels que le fonctionnement adaptatif.

Comme les personnes atteintes de polyhandicap ont un handicap moteur et souvent une déficience visuelle, ces éléments peuvent ne pas fournir d'informations adéquates sur la construction qu'ils ont développé pour mesurer la nature de la relation.

Pour les personnes atteintes de polyhandicap qui ont une déficience visuelle sévère, cet item peut ne pas être noté positivement, même s'ils montrent par exemple des compétences de socialisation en vocalisant ou en touchant une autre personne pour établir un contact. De plus, il est important d'adapter les instruments d'évaluation aux différents modèles de développement possibles des personnes atteintes de polyhandicap, car il est actuellement insuffisamment clair si leur développement des compétences est seulement retardé ou à la fois retardé et atypique. En plus de la normalisation des instruments, des méthodes d'évaluation non standardisées peuvent être utilisées, tels que des observations ou des entretiens avec ou sans schémas auto-développés. Cependant, des complexités similaires résultant des problèmes de communication des personnes atteintes de polyhandicap s'appliquent à ces types de méthodes d'évaluation, car il est difficile d'interpréter des signaux tels que mouvements et sons.

De plus, en raison des besoins uniques et complexes de ce collectif, de nombreux professionnels s'impliquent pour les accompagner. Ces professionnels peuvent avoir des antécédents et des perspectives différents concernant les besoins et les souhaits d'une personne polyhandicapée. Il a donc été suggéré que l'évaluation de ce groupe soit interdisciplinaire, tous les professionnels impliqués contribuant au processus d'évaluation. Cependant, on sait peu sur la mesure dans laquelle les méthodes d'évaluation sont adaptées aux polyhandicapés et aux besoins de ce groupe. En somme, pour bien adapter l'accompagnement aux capacités et aux besoins des personnes atteintes de polyhandicap, il faut des méthodes d'évaluation spécifiquement développées ou adaptées à elles, et dont les propriétés psychométriques ont fait l'objet d'analyses. Nous en sommes très loin, dans la mesure où ce champ de recherche n'est pas très porteur et surtout pas médiatisé.

Je résumerai la problématique simplement : les polyhandicapés sont considérés par la société comme un fardeau, les parents attendent plus une bonne prise en charge somatique et hôtelière qu'une approche comportementale.

A mon sens il serait souhaitable, outre bien sûr des conditions de vie optimisée, de réfléchir aux problématiques suivantes :

- Quelles méthodes d'évaluation sont utilisées en pratique pour les personnes polyhandicapées ?
- Dans quel but une évaluation est-elle utilisée auprès des personnes polyhandicapées ?
- Quels sont les obstacles rencontrés par les professionnels en pratique lorsqu'ils évaluent les personnes atteintes de polyhandicap ?
- Les méthodes d'évaluation utilisées dans la pratique sont-elles adaptées aux caractéristiques des personnes atteintes de polyhandicap ?
- Quelles informations sont disponibles sur les propriétés psychométriques d'instruments d'évaluation qui sont utilisés dans la pratique concernant les personnes atteintes de polyhandicap ?

Ces interrogations sont loin d'être triviales, en effet beaucoup de conflits entre les travailleurs sociaux et avec les parents de personnes polyhandicapées pourraient être évités ou tout au moins atténués. En clair, il faudrait un langage et des comportements partagés. Ce que j'entends le plus souvent des travailleurs sociaux voire des infirmiers ou des aides-soignants est : « je ne suis pas médecin ». Si j'établis la comparaison avec ce que j'ai vécu tout au long de mes études de médecine, ou souvent en psychiatrie, les aides-soignants et autres infirmiers venaient du milieu rural, et leurs comportements étaient parfaitement adaptés aux schizophrènes, aux autistes et à leur famille.

L'enjeu est grand, si on veut des progrès significatifs dans le milieu du polyhandicap. C'est-à-dire rassurer les parents en les convaincant que leurs enfants vivent une sociabilité difficile à obtenir à la maison, mais aussi, que leur enfant a un entourage professionnel performant.

Pour finir, il me semble de plus en plus évident, que beaucoup de polyhandicaps, sont le fruit d'accidents génétiques plus qu'obstétricaux. Il faudrait pratiquer des caryotypes systématiques, ce qui est loin d'être le cas. On découvrirait alors que c'est la faute à pas de chance plutôt que de culpabiliser les familles sur les « mauvaises prises en charge des accouchements ».

Par ailleurs, même si le système de prise en charge n'est pas parfait, il faut se féliciter du dévouement des équipes en charge des personnes polyhandicapées.

Je finirais par l'espoir que nous fait entrevoir la génétique, tant explicative que préventive. Je suis surpris que la demande de caryotypes, ne soit pas systématique devant un polyhandicap. Les progrès passeront par ce geste simple et cette démarche nous permettra de mieux appréhender l'étendue du phénomène. L'avenir plus ou moins lointain est dans la compréhension des accidents génétiques. C'est pourquoi, ce livre peut paraitre ardu, dans sa première partie, qui m'a pourtant semblée nécessaire tant elle est souvent oubliée donc méconnue.

J'ai volontairement omis de mettre des références de livres ou d'articles, le lecteur aura le choix de compléter mon propos voire de le confirmer ou l'infirmer en se documentant sur internet.

TABLE DES MATIERES

Structures éditoriales du groupe L'Harmattan

L'Harmattan Italie
Via degli Artisti, 15
10124 Torino
harmattan.italia@gmail.com

L'Harmattan Hongrie
Kossuth l. u. 14-16.
1053 Budapest
harmattan@harmattan.hu

L'Harmattan Sénégal
10 VDN en face Mermoz
BP 45034 Dakar-Fann
senharmattan@gmail.com

L'Harmattan Cameroun
TSINGA/FECAFOOT
BP 11486 Yaoundé
inkoukam@gmail.com

L'Harmattan Burkina Faso
Achille Somé – tengnule@hotmail.fr

L'Harmattan Guinée
Almamya, rue KA 028 OKB Agency
BP 3470 Conakry
harmattanguinee@yahoo.fr

L'Harmattan RDC
185, avenue Nyangwe
Commune de Lingwala – Kinshasa
matangilamusadila@yahoo.fr

L'Harmattan Congo
219, avenue Nelson Mandela
BP 2874 Brazzaville
harmattan.congo@yahoo.fr

L'Harmattan Mali
ACI 2000 - Immeuble Mgr Jean Marie Cisse
Bureau 10
BP 145 Bamako-Mali
mali@harmattan.fr

L'Harmattan Togo
Djidjole – Lomé
Maison Amela
face EPP BATOME
ddamela@aol.com

L'Harmattan Côte d'Ivoire
Résidence Karl – Cité des Arts
Abidjan-Cocody
03 BP 1588 Abidjan
espace_harmattan.ci@hotmail.fr

Nos librairies en France

Librairie internationale
16, rue des Écoles
75005 Paris
librairie.internationale@harmattan.fr
01 40 46 79 11
www.librairieharmattan.com

Librairie des savoirs
21, rue des Écoles
75005 Paris
librairie.sh@harmattan.fr
01 46 34 13 71
www.librairieharmattansh.com

Librairie Le Lucernaire
53, rue Notre-Dame-des-Champs
75006 Paris
librairie@lucernaire.fr
01 42 22 67 13

www.ingramcontent.com/pod-product-compliance
Lightning Source LLC
LaVergne TN
LVHW011015061026
849535LV00006B/1900